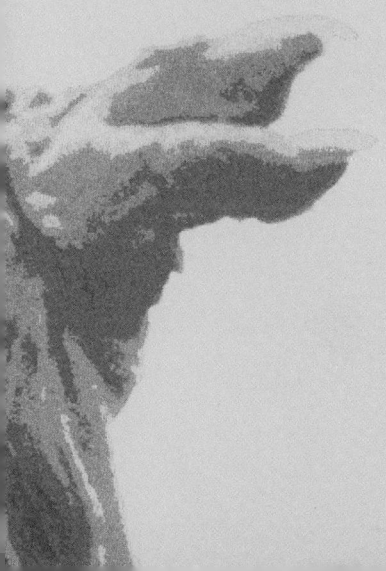

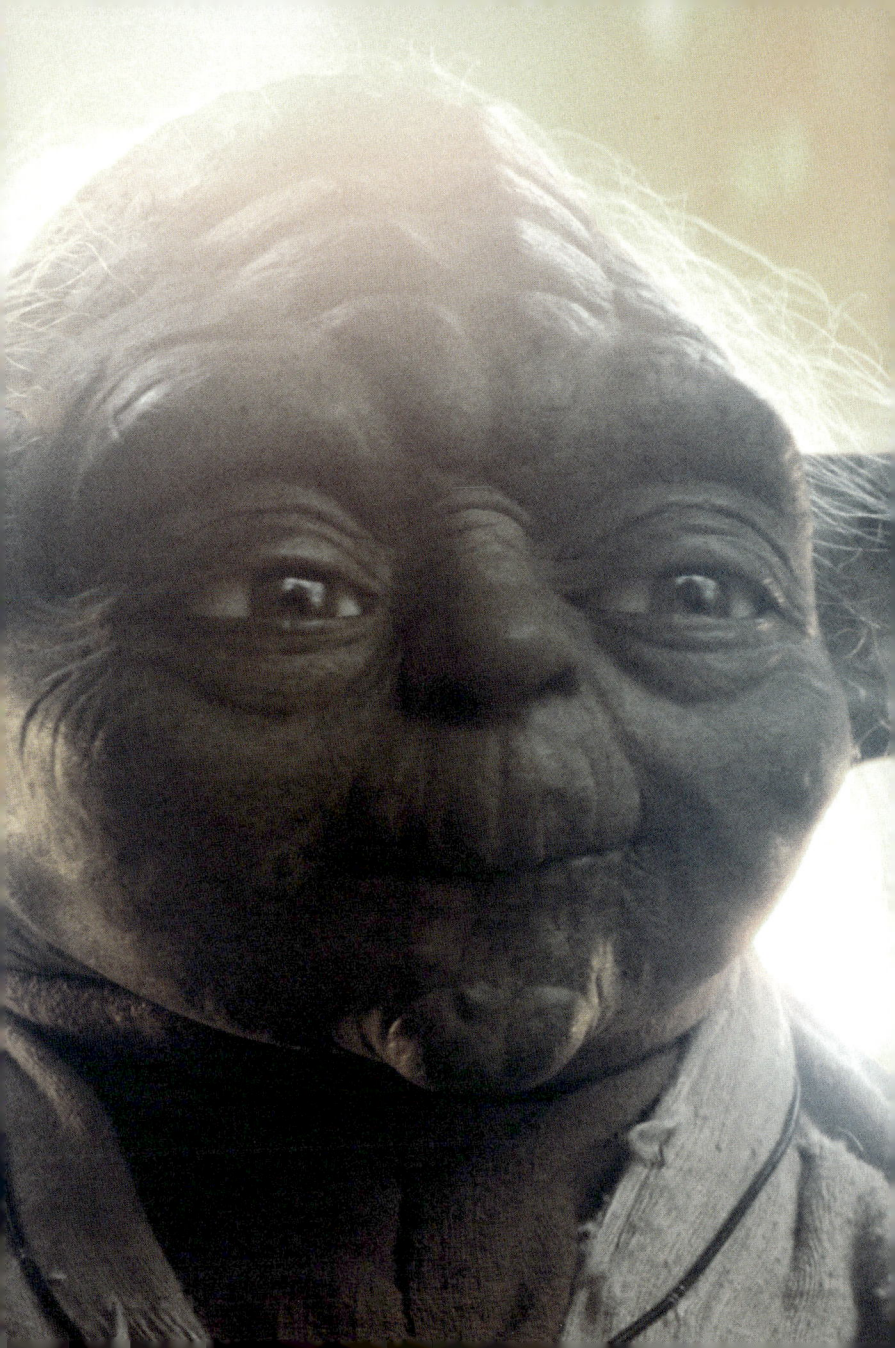

STAR WARS

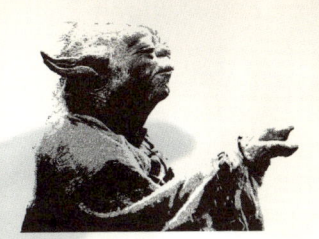

ENTDECKE DEN YODA IN DIR

Von Christian Blauvelt

Inhalt

Stärke dein Bewusstsein 4
Befreie deinen Geist von Ablenkungen 6
Konzentriere dich 8
Atme bewusst 10
Finde deine Mitte 12
Wähle sorgfältig deinen Weg 14

Überwinde Hindernisse 16
Hüte dich vor Extremen 18
Glaube an dich 20
Sei nicht zu hart zu dir selbst 22
Hege realistische Erwartungen 24
Folge deinem Bauchgefühl 26

Finde stille Momente 28
Lebe im Hier und Jetzt 30
Hänge nicht Vergangenem nach 32
Plane für morgen, doch handle heute 34
Überwinde deine negativen Gedanken 36
Vertraue darauf, dass du etwas
verändern kannst 38

Wecke dein Potenzial 40
Stelle dich neuen Herausforderungen 42
Genieße die Leichtigkeit des Spielens 44
Vernachlässige nicht deinen Körper 46
Würdige das Schöne ringsum 48
Versetze dich in die Lage anderer 50

Entfalte dein Können 52
Akzeptiere Veränderungen und das
Unbekannte 54
Stell dich deinen Gefühlen 56
Gib dein Wissen weiter 58
Lass dich nicht fremdbestimmen 60
Hab keine Angst zu versagen 62

Der Weg der Jedi zu erfülltem Leben

Kennst du das Gefühl, nicht wirklich zu leben? Das geht nicht nur dir so! Stress im Beruf, Ärger mit der Familie oder Sorgen um die Zukunft deines Padawans können leicht dazu führen, dass du dich im Universum mutterseelenallein fühlst. Vielleicht bist du sogar nach 800 Jahren aufopferungsvoller Nachwuchsarbeit freiwillig ins Exil gegangen, um eine verfahrene Situation zu entschärfen? Doch tröste dich: Du musst kein Jedi-Meister sein, um Zufriedenheit und einen Sinn im Leben zu finden.

Entdecke den Yoda in dir gewährt dir unschätzbare Einsichten in die Lehren und das Vermächtnis eines legendären Jedi-Meisters – ohne dass du selbst die ganze Lehrzeit eines Padawans durchlaufen musst.

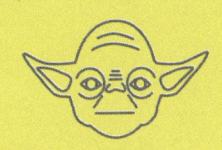

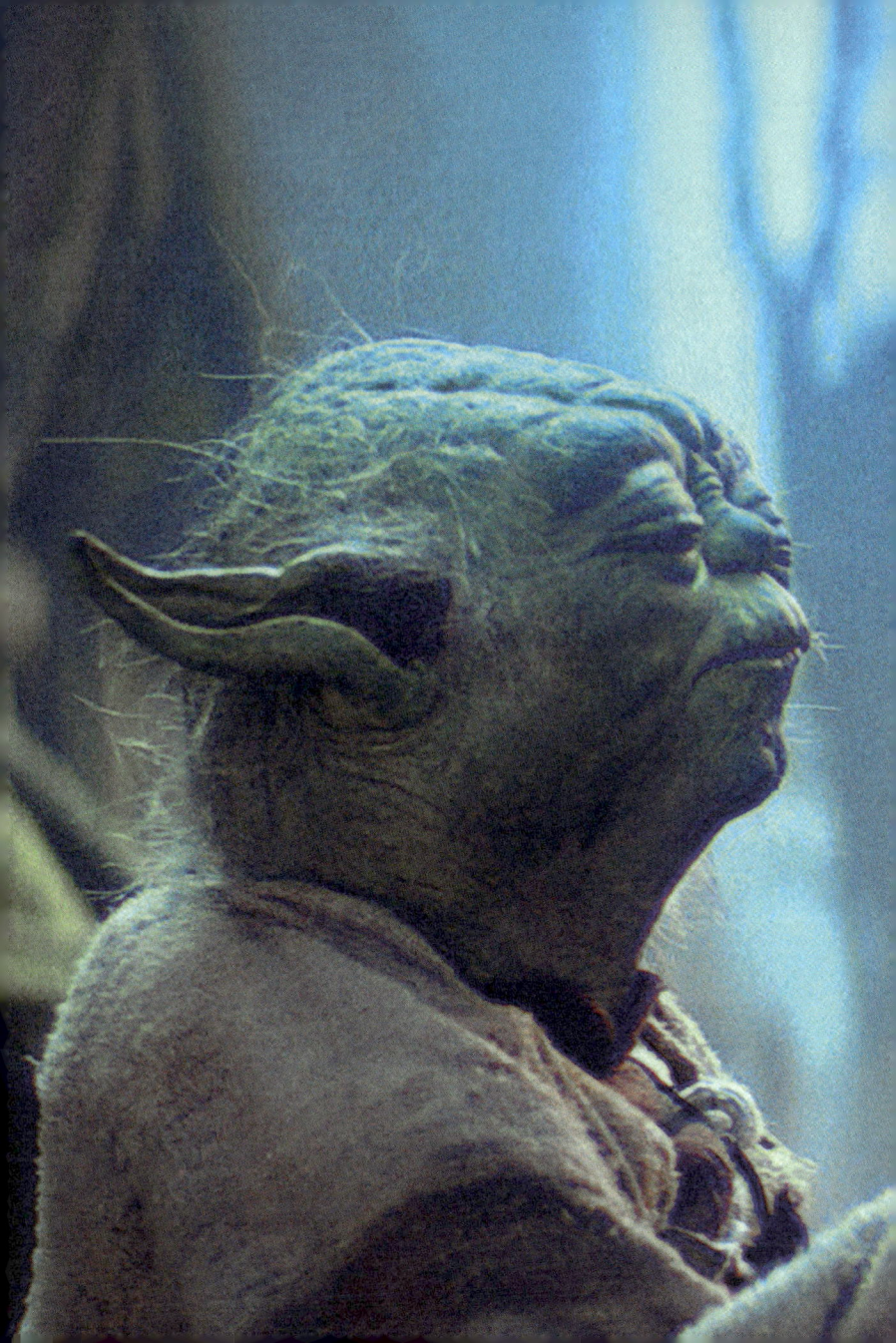

STÄRKE DEIN BEWUSSTSEIN

Achtsamkeit bedeutet, bewusst zu leben – eng verbunden mit Personen und Orten, die uns etwas bedeuten. Es geht darum, in der Gegenwart verwurzelt zu sein, während man seine Zukunft gestaltet. Wenn du auf diese Art eins bist mit der Macht, wirst du dein Leben besser meistern – selbst wenn du mit der Kraft deiner Gedanken keine Berge versetzen kannst.

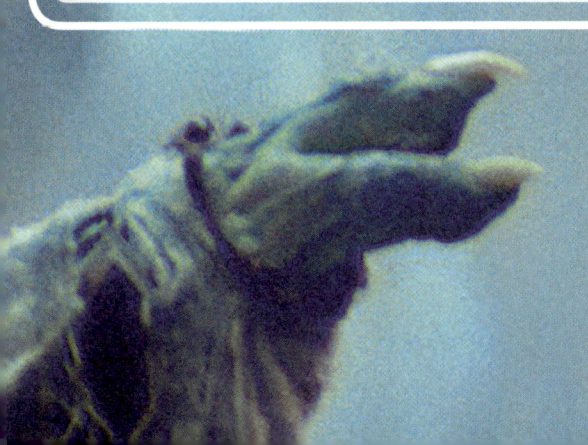

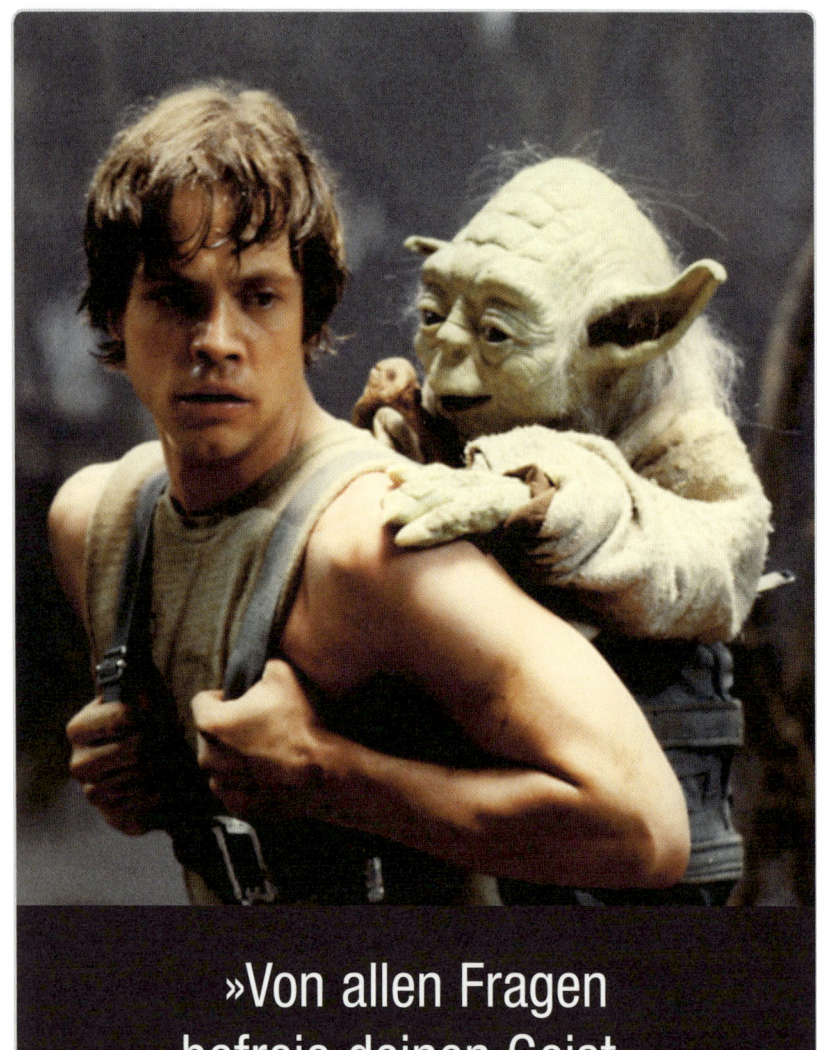

»Von allen Fragen
befreie deinen Geist.«
Yoda

Stärke dein Bewusstsein

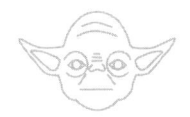

Befreie deinen Geist von Ablenkungen

Das Leben funkt oft dazwischen: Du steckst im Stau fest, dein Smartphone erhält ständig irgendwelche Updates und beim Essen stört dich ein X-Flügler, der hinter dir in den Sumpf stürzt. Suche dir ein ruhiges Plätzchen – eine Parkbank, eine stille Ecke in deinem Raumschiff oder einen Meditationsraum in deiner Lehmhütte. Und dann schließe deine Augen und genieße ein paar Minuten lang einfach die Freuden des Nichtstuns.

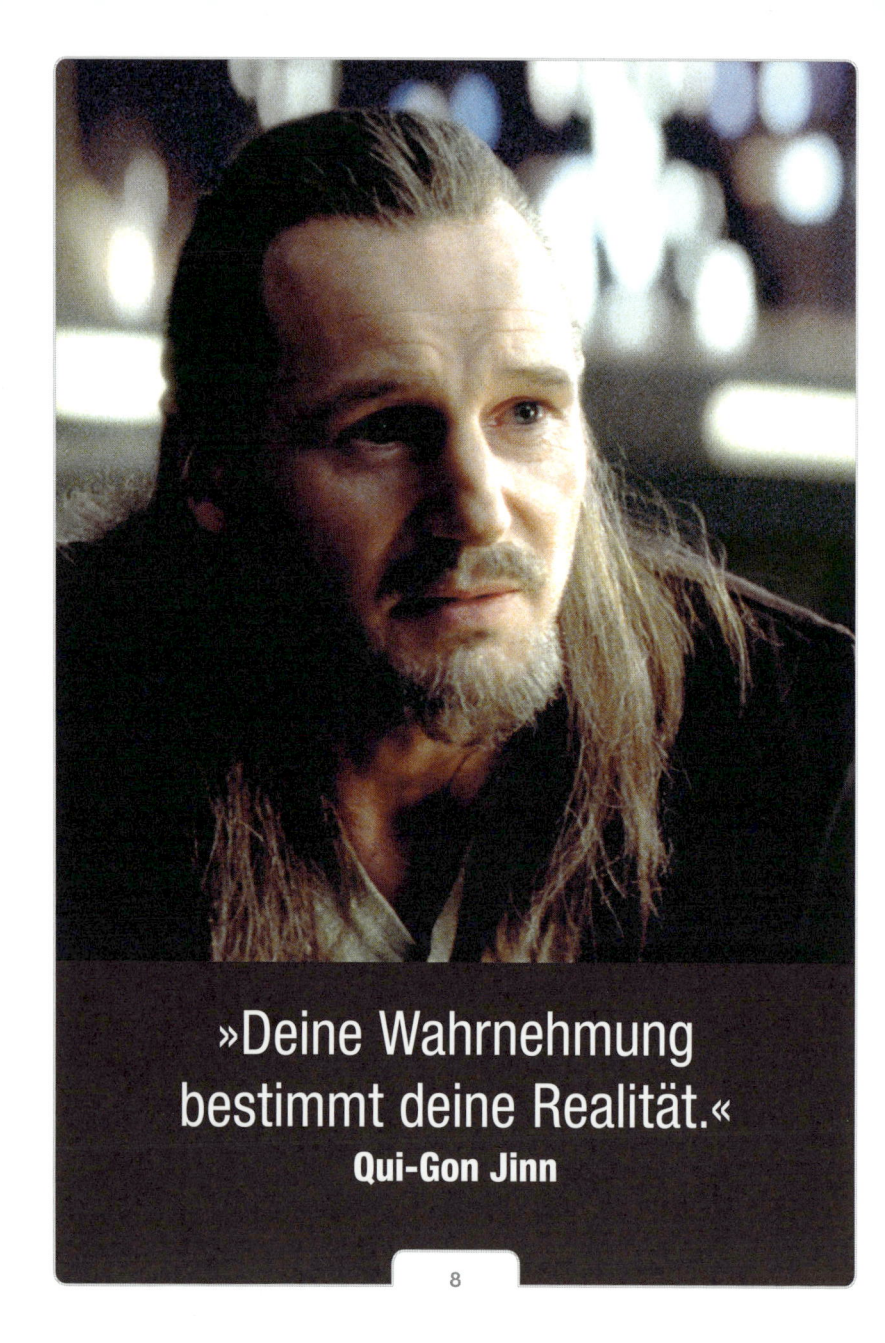

»Deine Wahrnehmung bestimmt deine Realität.«
Qui-Gon Jinn

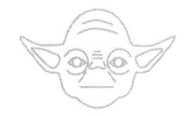

Konzentriere dich

Sorgen können übermächtig werden. Vielleicht fürchtest du, dass dein Leben – oder die Macht selbst – aus den Fugen gerät. Oder dass du in die Wüste geschickt wirst, weil du den preisgekrönten Rennflitzer deines Bosses geschrottet hast. Aber bevor du abtauchst wie ein von Seeungeheuern verfolgter Gungan, nimm dir ein wenig Zeit und atme durch. Ein Augenblick der Besinnung kann bei jedem Midi-Chlorian-Wert Wunder wirken.

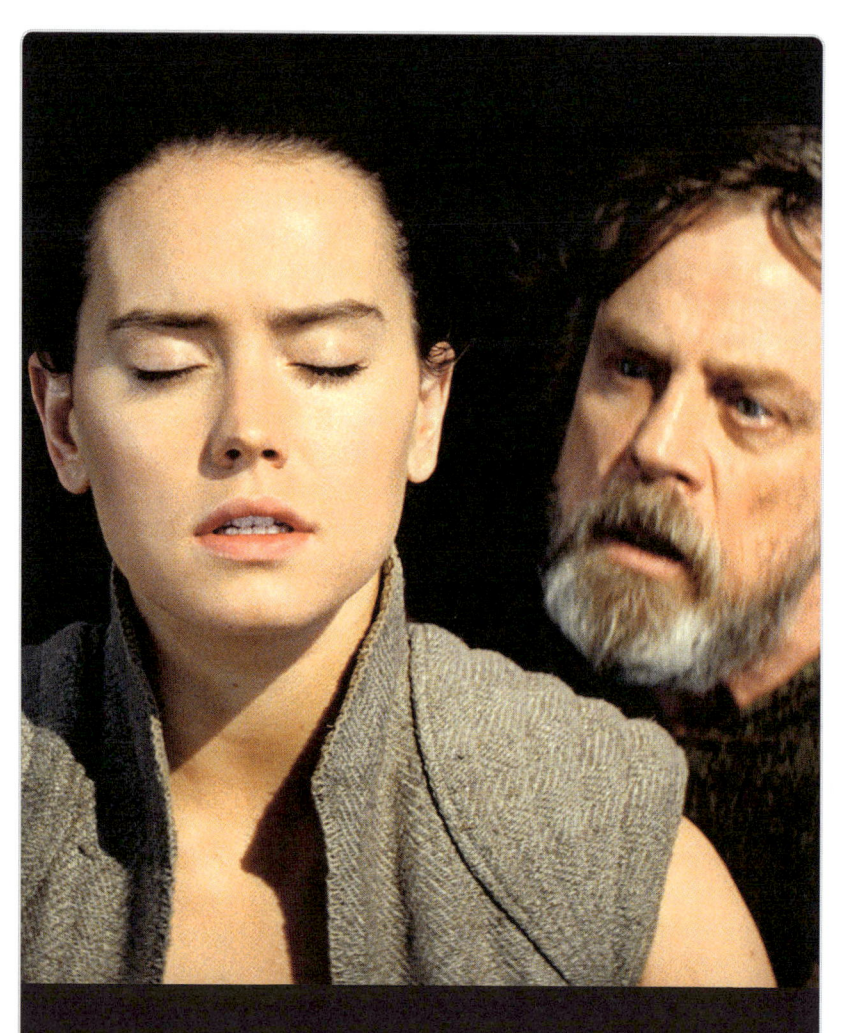

»Atmen. Einfach atmen.«
Luke Skywalker

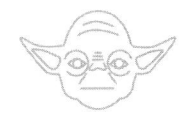

Atme bewusst

Manchmal machen wir uns zu viele Gedanken und sind innerlich unruhig – selbst wenn kein dunkler Machtnutzer mit nacktem Oberkörper und etwas zu knapper Hose in unseren Verstand eindringt. Doch um runterzukommen, brauchst du keine einsame Insel. Blende hupende Autos und kreischende Porgs um dich herum aus. Dann konzentriere dich darauf, langsam und tief zu atmen, bis du dich beruhigt hast – und widerstehe den Einflüsterungen der dunklen Seite in deinem Kopf!

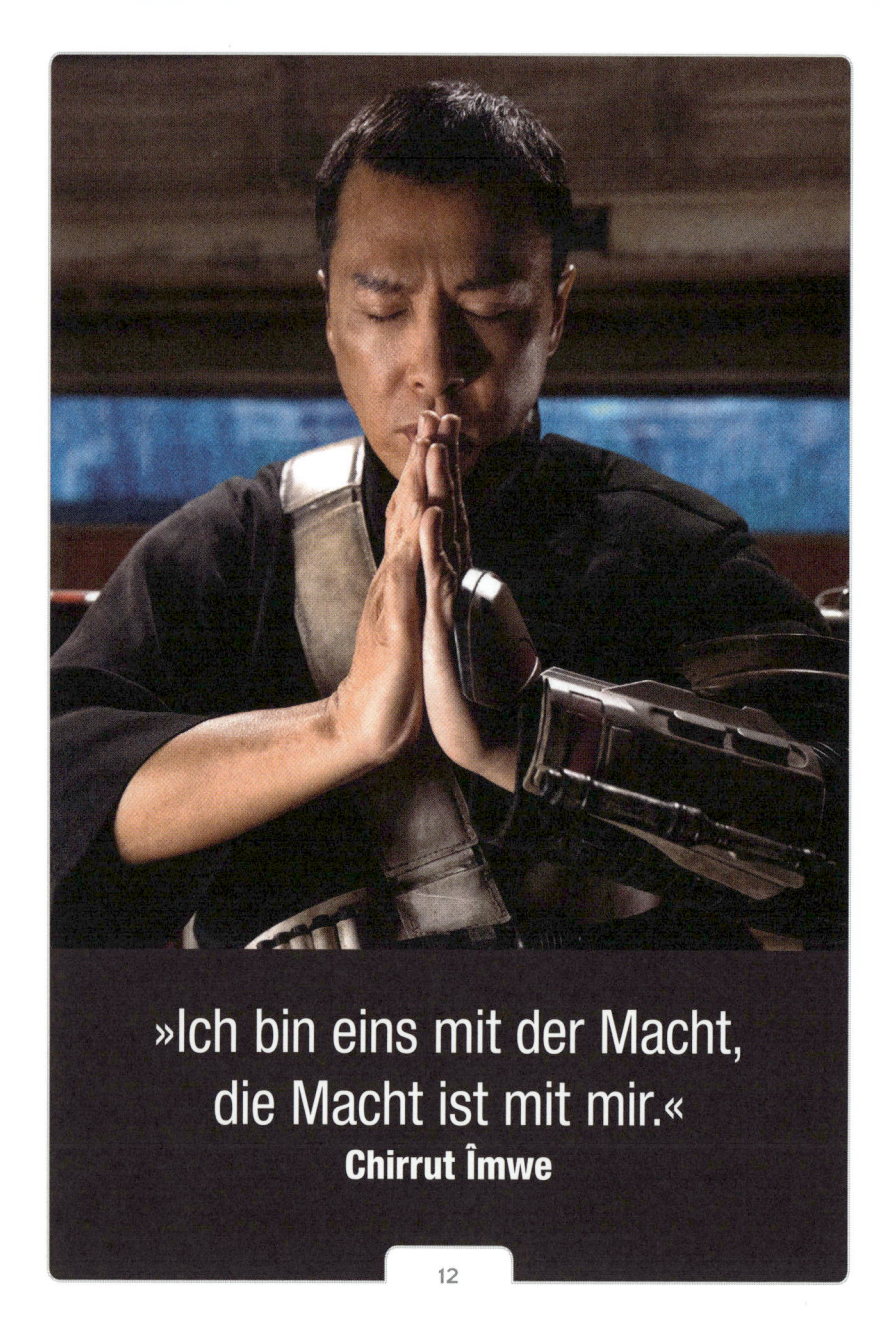

»Ich bin eins mit der Macht, die Macht ist mit mir.«
Chirrut Îmwe

Stärke dein Bewusstsein

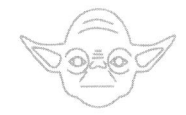

Finde deine Mitte

Du hast es vielleicht nicht mit galaktischen Bürgerkriegen oder der Feuerkraft einer Planeten vernichtenden Superwaffe zu tun, trotzdem kann das Leben hart sein. Ein einfaches Mantra wie »Ich bin …« aufzusagen, kann dich erden und wieder ins Gleichgewicht bringen – selbst wenn du kein Lichtbogen tragender Wächter der Whills bist, der Sturmtruppen nur mit einem Stab erledigt.

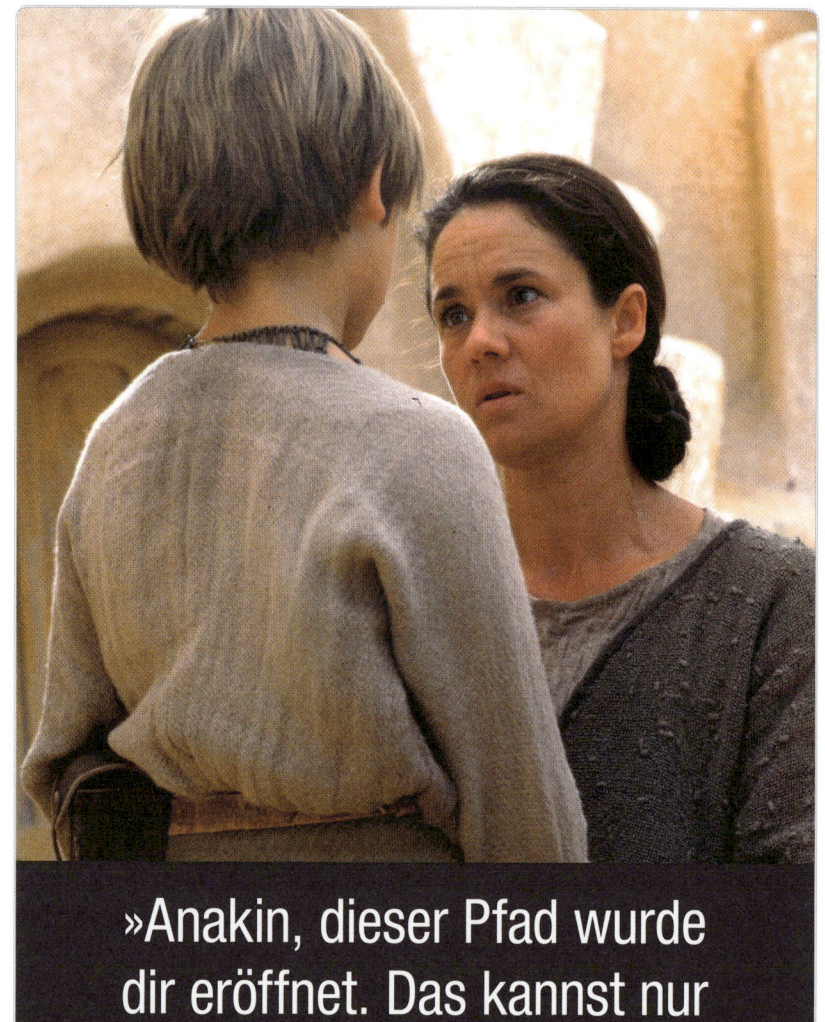

»Anakin, dieser Pfad wurde dir eröffnet. Das kannst nur du allein entscheiden.«
Shmi Skywalker

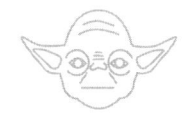

Wähle sorgfältig deinen Weg

Im Leben wird dir nicht alles wie von Jedihand gelingen. Willst du die Chance auf eine große Veränderung und galaxisweite Bedeutung ergreifen, musst du vielleicht Liebgewonnenes zurucklassen. Wichtig ist nur, wie du mit den Irrungen und Wirrungen umgehst, die das Universum für dich bereithält. Deine Entscheidungen bestimmen, wer du bist – aber falls du je an einem Lavasee gegen deinen Meister kämpfen willst, könntest du dich heftig verbrennen.

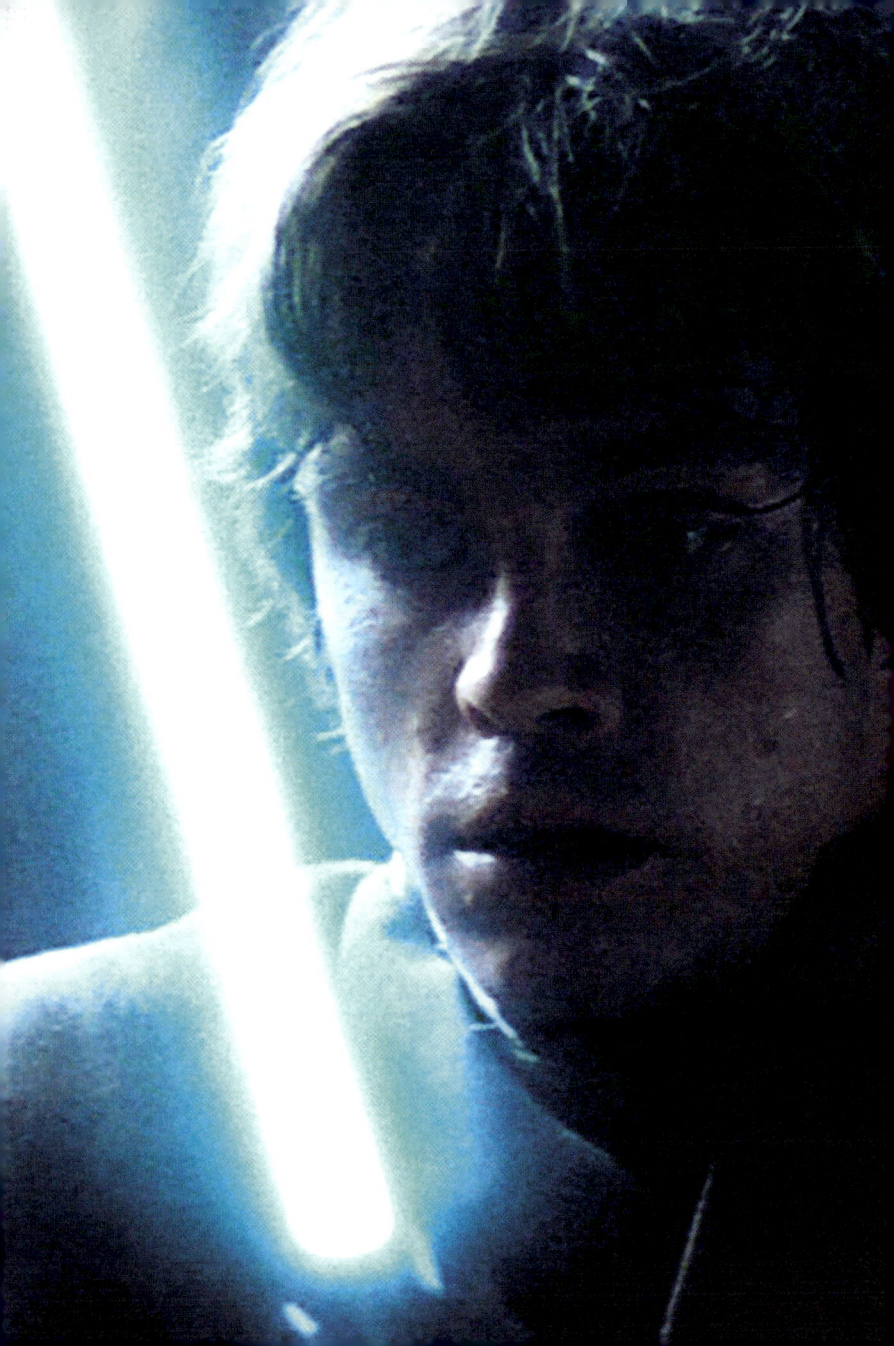

ÜBERWINDE HINDERNISSE

Ein Jedi-Meister fällt nicht vom Himmel, mit Rückschlägen muss jeder rechnen. Du könntest vom Kurs abkommen, weil du die eigenen hohen Erwartungen nicht erfüllst, dir eine verletzende Bemerkung zusetzt oder du hinter der Maske deines größten Feindes dein eigenes Gesicht erkennst. Doch denke daran: Kein Weg führt geradewegs zum Ziel.

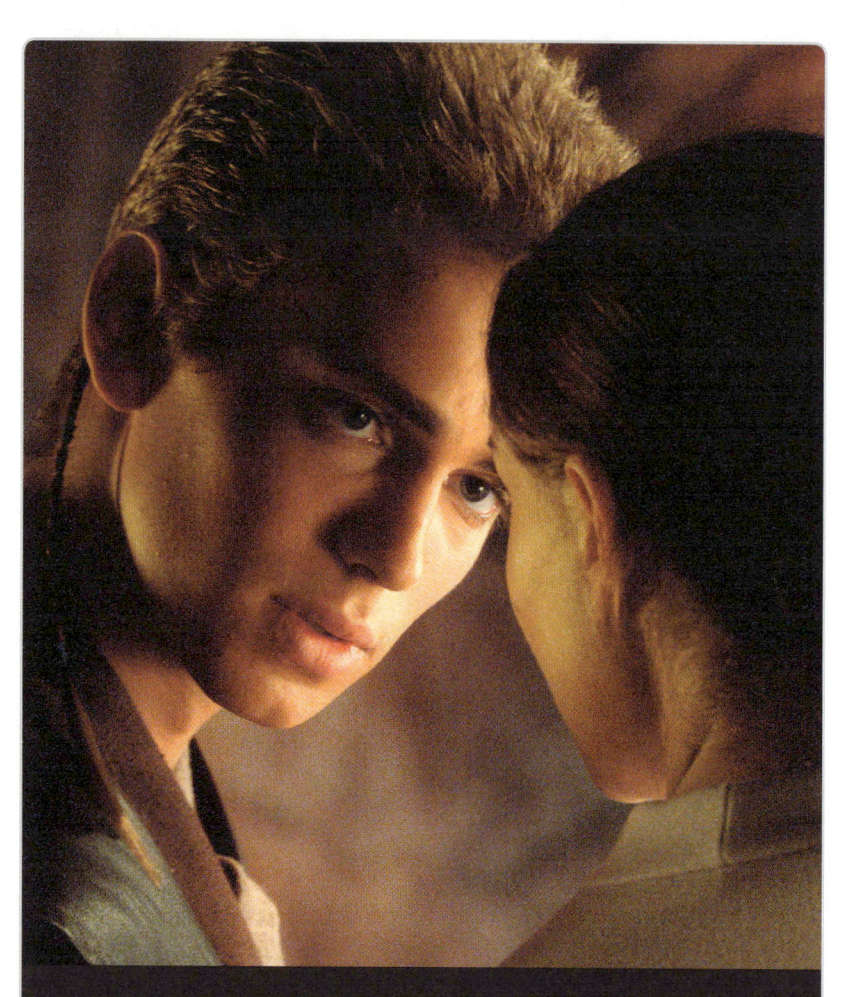

»Alles ist möglich, Padmé.
Hör auf das, was ich sage …«
Anakin Skywalker

Überwinde Hindernisse

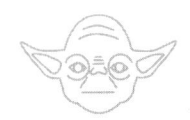

Hüte dich vor Extremen

Wiege dich nicht in falscher Sicherheit. Man ist schnell versucht, Dinge für unzweifelhaft wahr zu halten – zum Beispiel, dass die Jedi böse Absichten hegen oder dass Sand rau, unangenehm und abgrundtief schrecklich ist. Doch nur ein Sith denkt in Extremen. Wende dich nicht ab von Freunden, Förderern und allem, woran du geglaubt hast, nur weil dir jemand einfache Antworten auf quälende Fragen gibt – besonders nicht, wenn es ein Kapuzenträger ist, der seine Probleme mit Blitzen aus seinen Fingern löst.

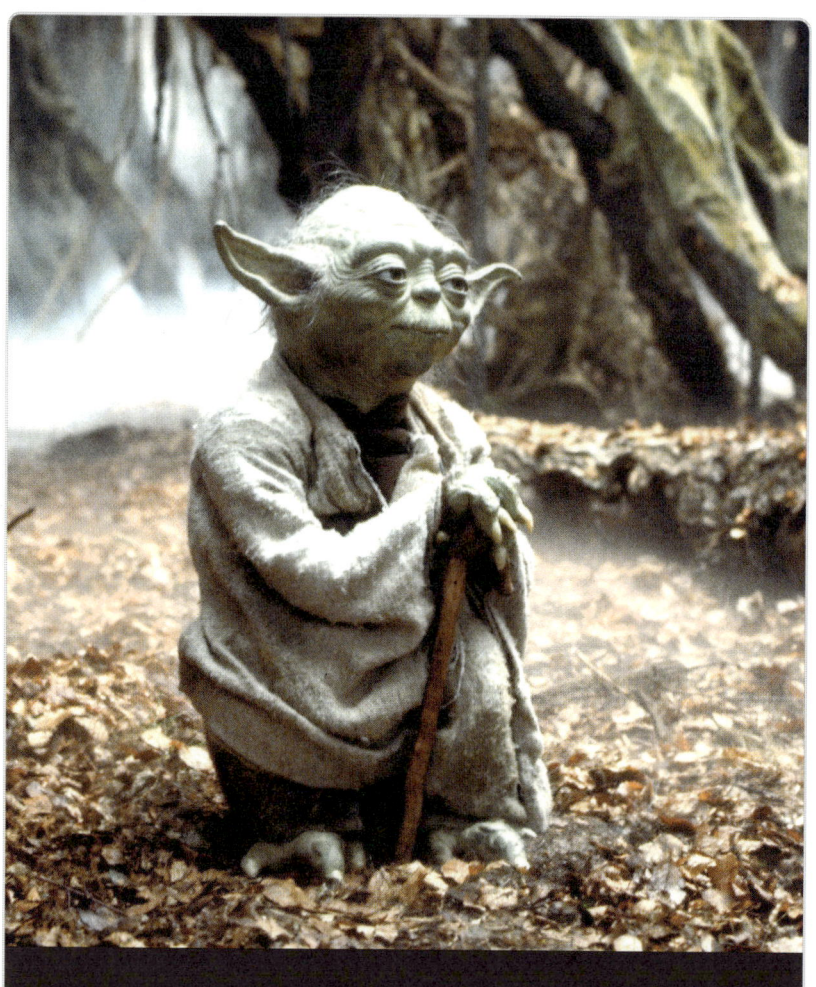

»Unmöglich ist immer alles für dich. Meine Worte, hörst du sie nicht?«
Yoda

Überwinde Hindernisse

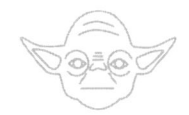

Glaube an dich

Angemessene Skepsis ist gut, aber Selbstzweifel ziehen dich herunter. Du hast nicht alle Antworten parat? Womöglich brauchst du sie gerade gar nicht. Glaube fest daran, dass sich eine Lösung eröffnet, wenn du ruhig und besonnen an eine Sache herangehst – das kann die Studienwahl sein, eine Bewerbung oder dass du deinem Meister (und dir) beweisen willst, dass du das Zeug zum Jedi hast. Frustriert aufzugeben, kommt nicht infrage.

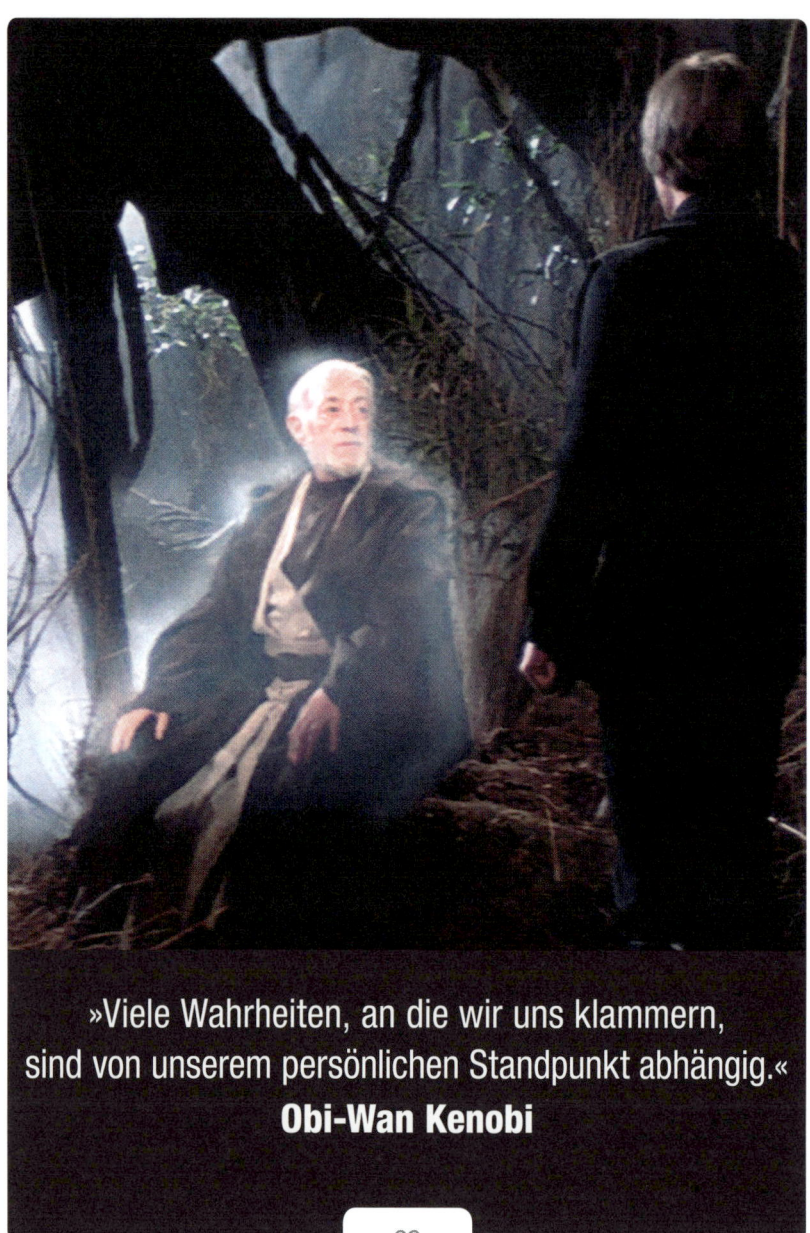

»Viele Wahrheiten, an die wir uns klammern,
sind von unserem persönlichen Standpunkt abhängig.«
Obi-Wan Kenobi

Überwinde Hindernisse

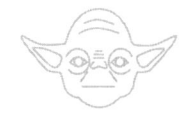

Sei nicht zu hart zu dir selbst

Reue kann so tief sein wie die Grube eines Sarlacc. Doch falls sich dein Schüler gegen dich gewandt und den ganzen Jedi-Orden ausgelöscht hat, kannst du dich schon fragen, ob das etwas mit seinem Lehrer zu tun hatte. Andererseits bringt es nichts, sich das Hirn zu zermartern, was hätte sein können. Was du hier und jetzt tust, hat viel größeren Einfluss auf den weiteren Verlauf der Dinge! Und gib die Hoffnung nie auf – vielleicht siehst du deinen gefallenen Schüler ja als Geist auf einer stürmischen Ewok-Feier wieder!

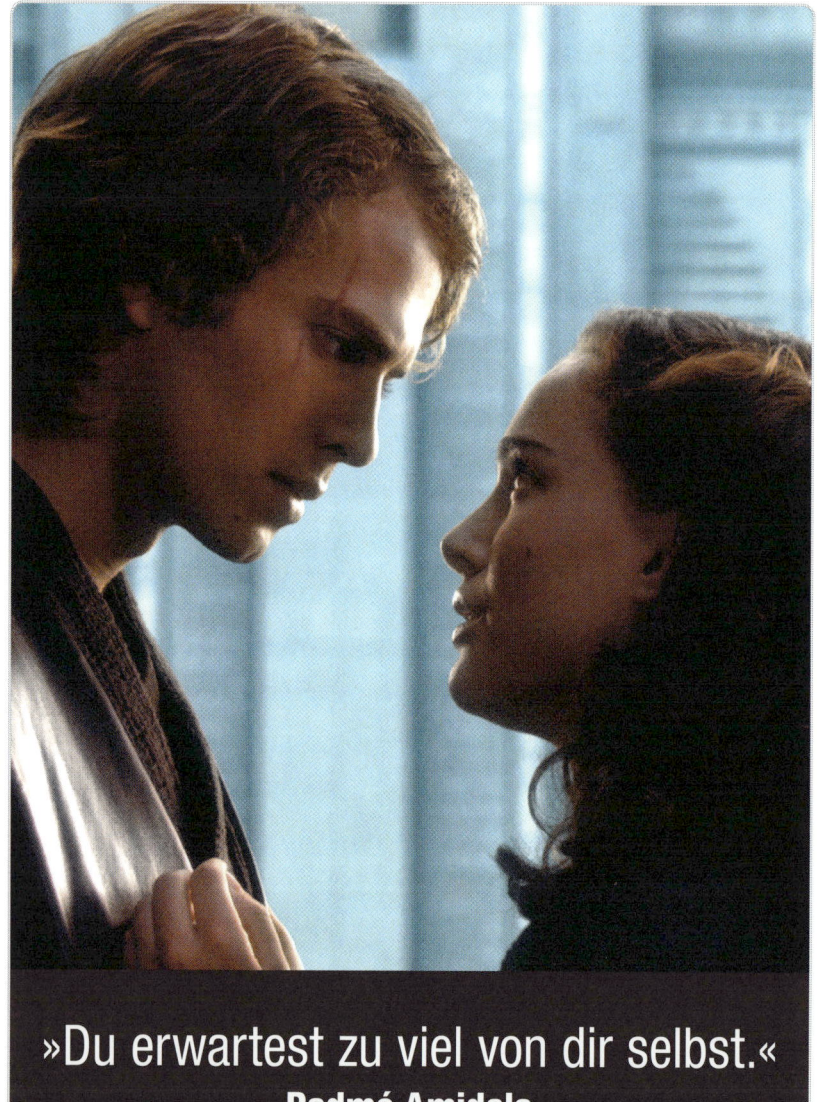

»Du erwartest zu viel von dir selbst.«
Padmé Amidala

Überwinde Hindernisse

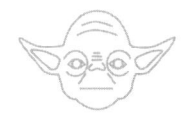

Hege realistische Erwartungen

Übersteigertes Selbstwertgefühl kann dein Verderben sein. Hast du mitunter das Gefühl, andere bremsen dich aus? Ein Lehrer gibt dir eine schlechte Note, du wirst bei einer Beförderung übergangen oder dir wird der Titel eines Meisters verwehrt, obwohl du im Rat der Jedi sitzt? Arbeite am Machbaren und akzeptiere, was sich nicht ändern lässt. Schlimmer noch als Selbstzweifel ist Selbstmitleid – es kann alles zerstören und dich zur dunklen Seite führen.

»Ich habe da ein ganz mieses Gefühl.«
Han Solo

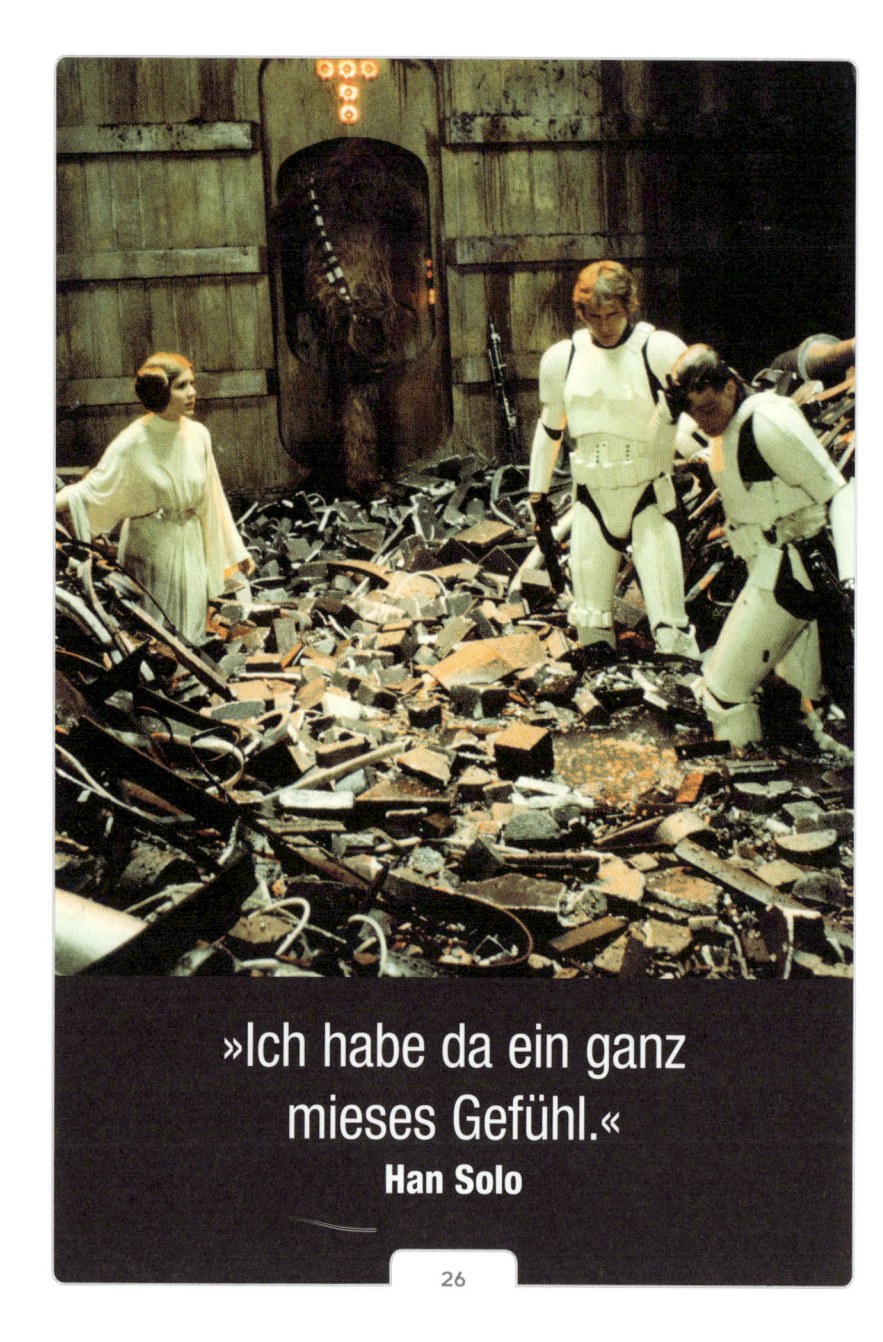

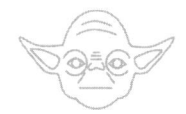

Folge deinem Bauchgefühl

Angst ist nicht immer schlecht. Wenn du in einer Müllpresse steckst und sich ein Dianoga-Krake um deine Füße windet, verleiht dir die Angst geradezu Flügel. Nur keine Panik, selbst wenn du plötzlich in eine Kampfstation von der Größe eines Mondes gezogen wirst! Schalte einfach ein paar Sturmtruppler aus, stiehl ihre Rüstungen und setze die Mission fort. Mut heißt nicht, dass du keine Angst hast, sondern er ist deine konstruktive Antwort auf sie.

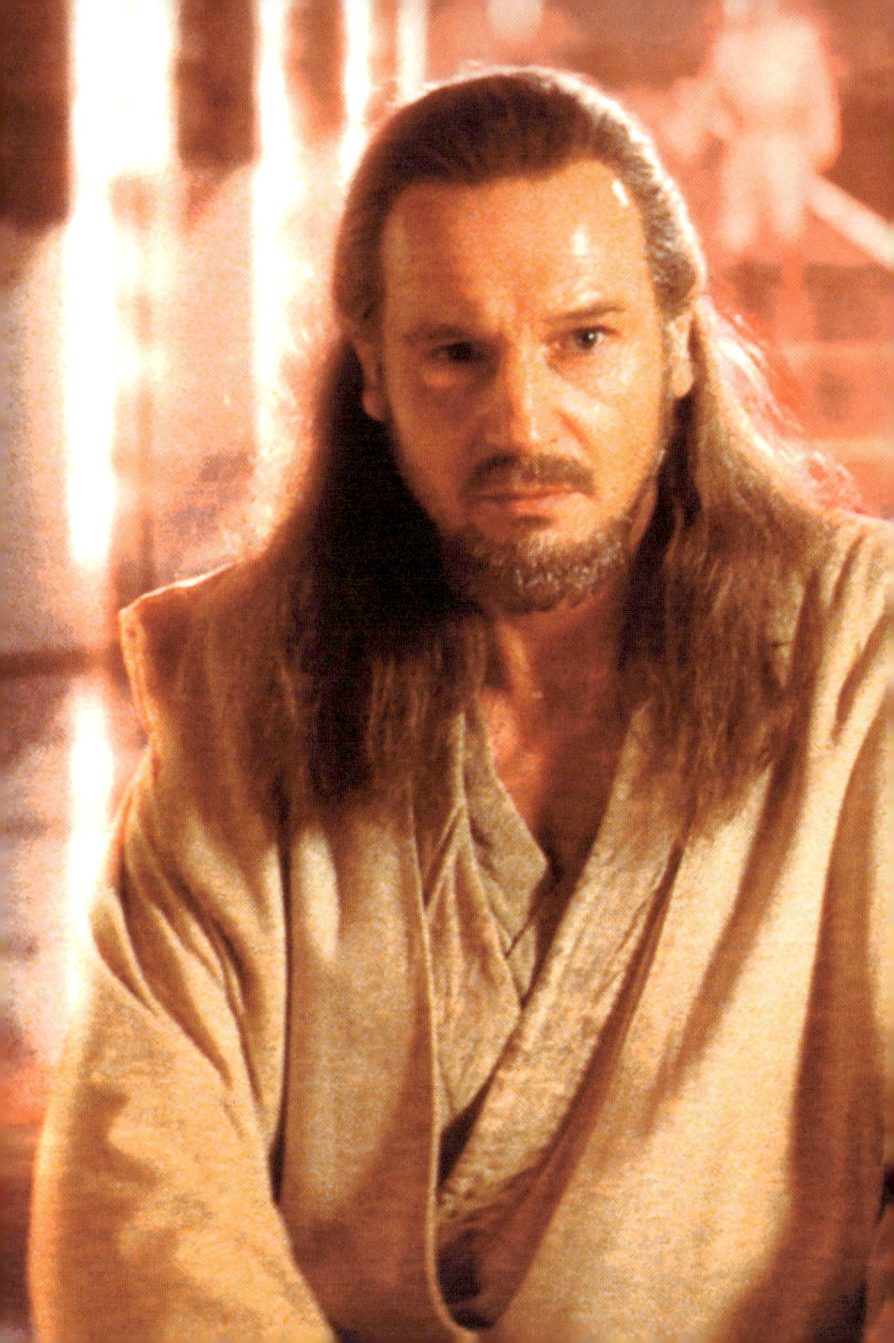

FINDE STILLE MOMENTE

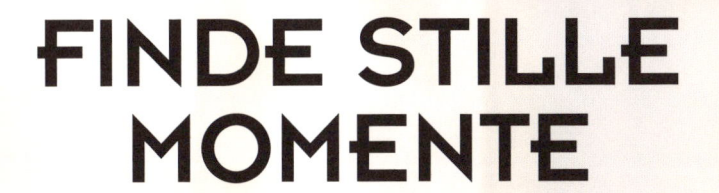

Mag sein, dass ein mächtiger Sith-Krieger wie wild mit dem Lichtschwert auf das Energiefeld einschlägt, das euch beide trennt. Doch selbst in dieser Situation kannst du Ruhe bewahren und die Kontrolle über deine Reaktionen behalten. Sei das ruhige Auge inmitten des Sturms, der um dich tobt.

»Konzentrier dich auf den Moment.«
Qui-Gon Jinn

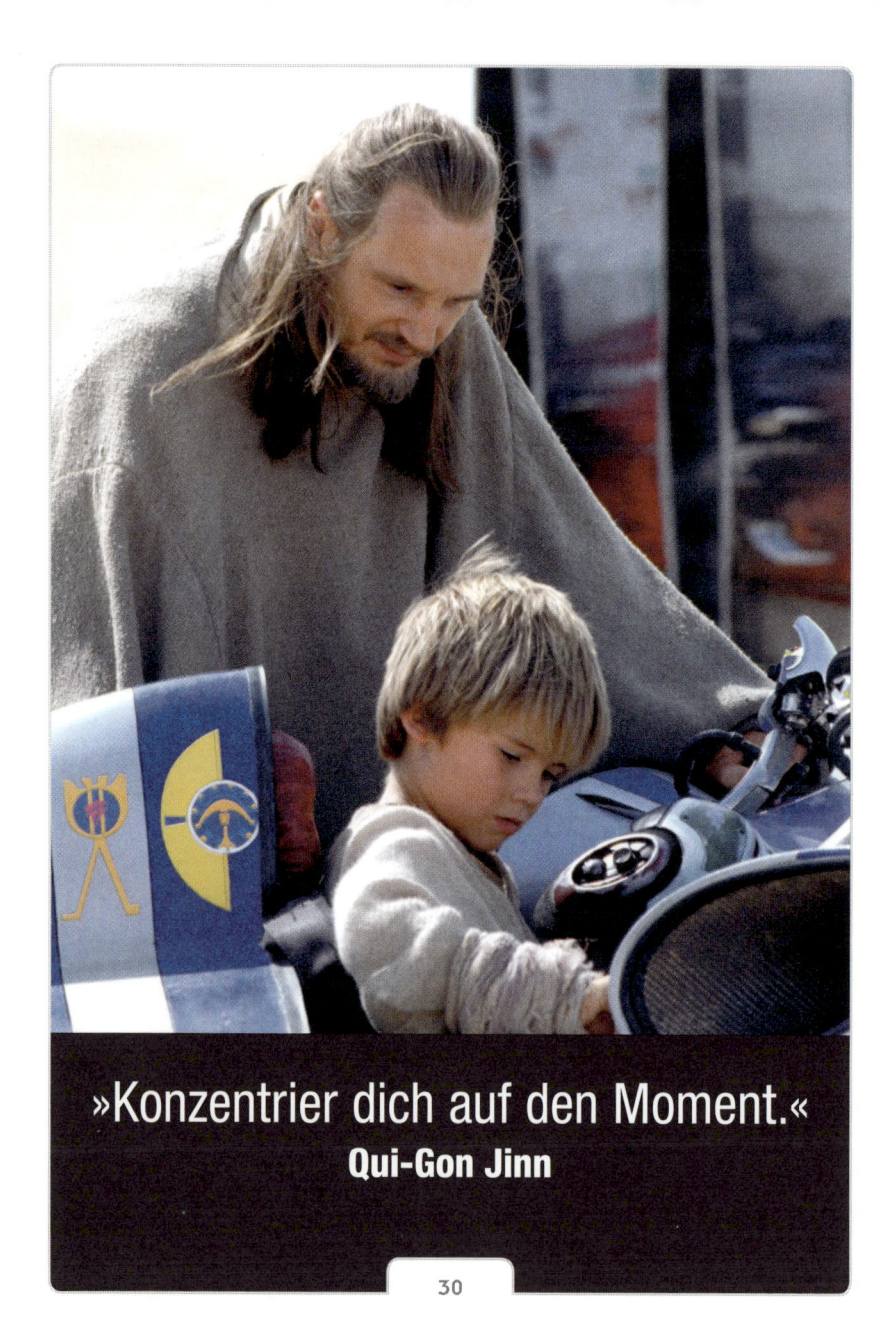

Finde stille Momente

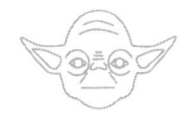

Lebe im Hier und Jetzt

Schätze die Gegenwart, ob du auf atemberaubende
Unterwasserstädte zuschwimmst oder die Zunge
eines schlappohrigen Tollpatsches festhältst. Erinnere
dich an Zeiten, als du ganz im Hier und Jetzt warst.
Damals hast du dich vielleicht eines verheißungs-
vollen jungen Podrennfahrers angenommen oder
eine Königin gerettet – und wahrscheinlich auf dein
Bauchgefühl gehört. Wer zu viel grübelt, kann den
Augenblick vergessen und sich wie ein Beobachter
des eigenen Lebens fühlen.

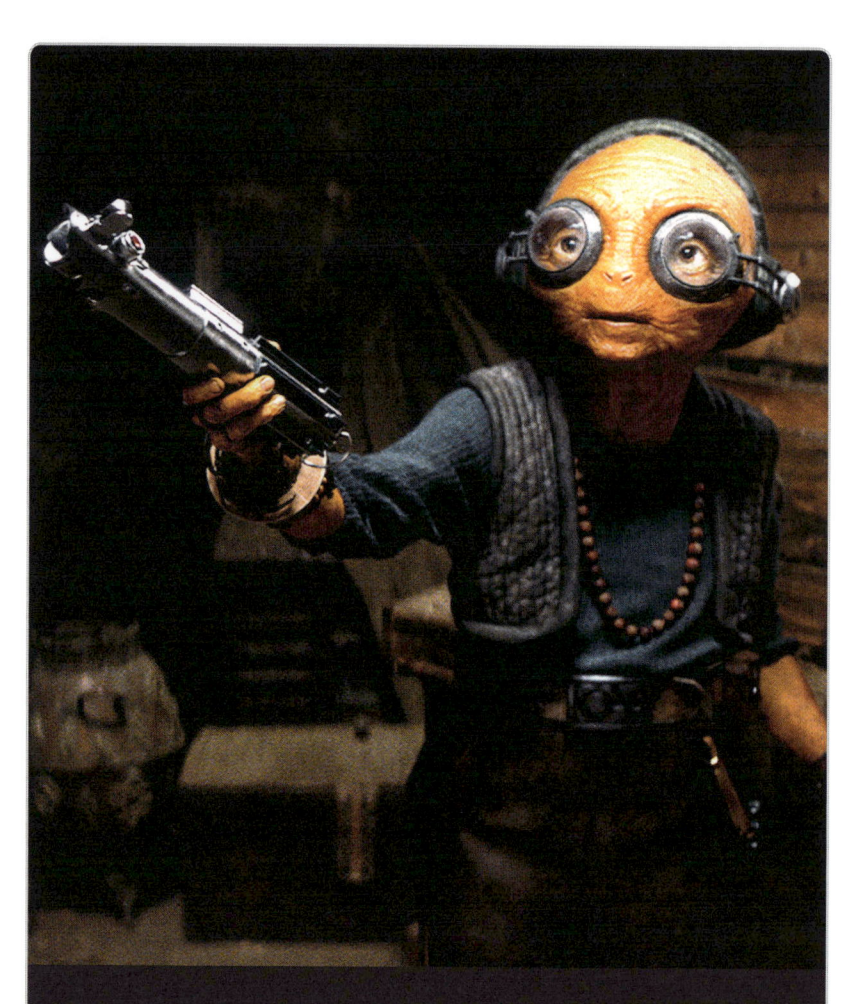

»Das, wonach es dich verlangt, liegt nicht hinter dir, sondern vor dir.«
Maz Kanata

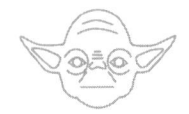

Hänge nicht Vergangenem nach

Lerne von der Vergangenheit, aber lebe nicht in ihr. Wenn eine 1000 Jahre alte Piratin das schafft, dann du doch wohl auch! Vielleicht würdest du gern in dein altes Leben auf einem Wüstenschrottplatz zurückkehren, aber wenn du dich nur nach Gestern sehnst, verpasst du das Morgen. Das Altbekannte ist ein sicherer Hafen, die Gegenwart ein Tor zu neuen Welten. Das kann einschüchternd sein, aber du schaffst es nie vom Schrottsammler zum Jedi, wenn du dich nicht dem stellst, was vor dir liegt.

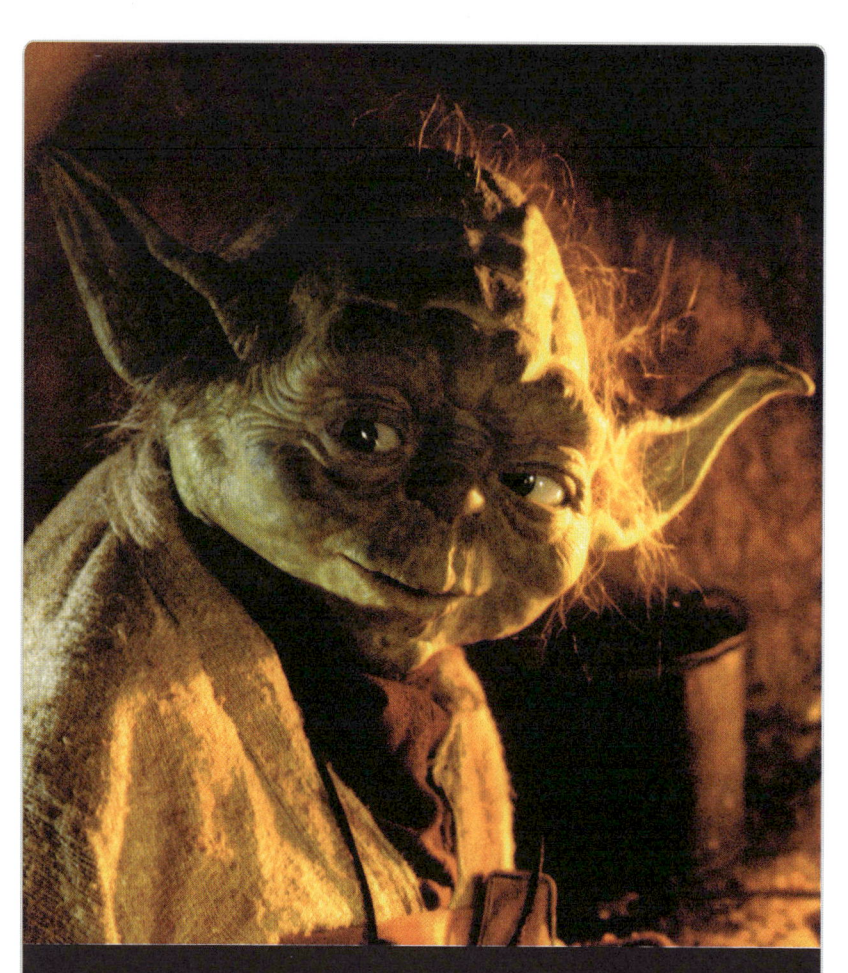

»Sein ganzes Leben lang war sein Blick gerichtet … auf die Zukunft, den Horizont. Mit seinen Gedanken niemals war er ganz bei dem, was ihn umgab.«
Yoda

Finde stille Momente

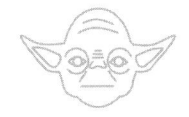

Plane für morgen, doch handle heute

Es lohnt sich, sich Ziele zu setzen und Wege
dorthin zu überlegen. Aber verliere dich nicht
derart in deinen Plänen, dass du darüber die Taten
vergisst. Du wirst die Feuchtfarm nie verlassen,
um als Himmelsstürmer deine Bestimmung zu finden,
wenn du den ganzen Tag nur träumst und nichts tust.
Gleichzeitig bleibe flexibel, was deine Ziele angeht –
dein Traum könnte in völlig unerwarteter Weise
wahr werden.

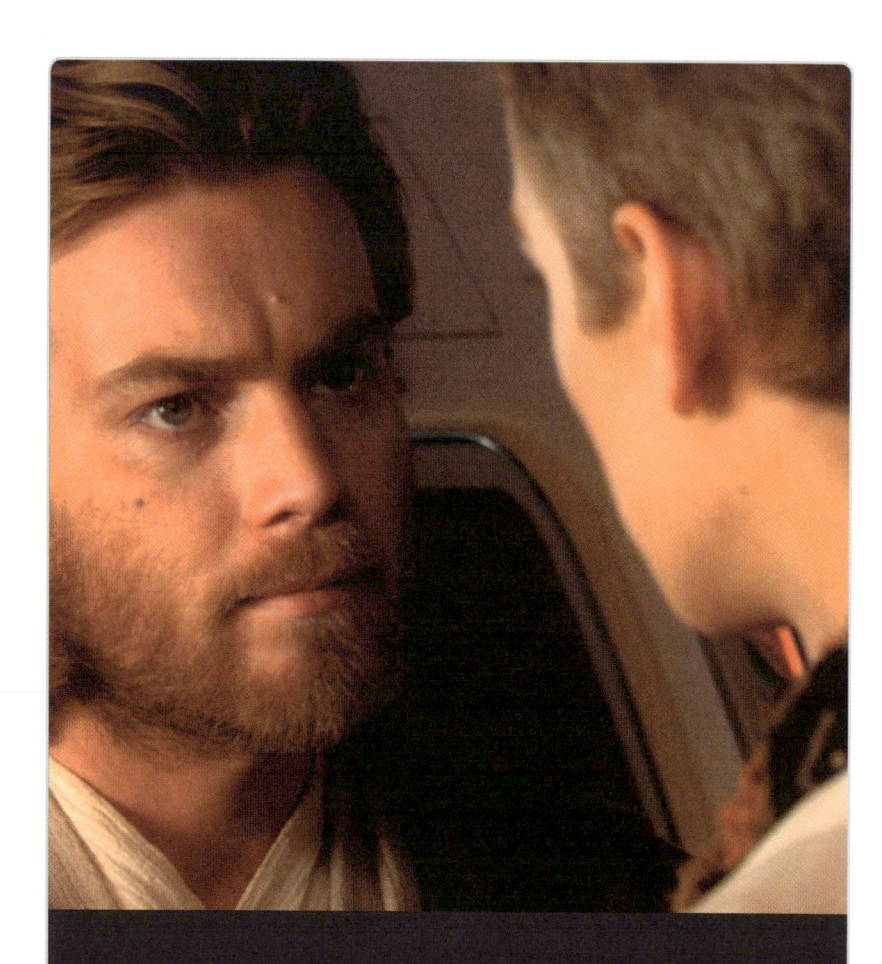

»Du konzentrierst dich auf das Negative, Anakin. Du musst auf deine Gedanken achten.«
Obi-Wan Kenobi

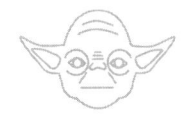

Überwinde deine negativen Gedanken

Wir alle haben düstere Gedanken. Vielleicht bist du zunehmend verbittert, weil du das Gefühl hast, dein Lehrmeister lässt dich nicht vorwärtskommen. Lass dich jedoch nicht davon vereinnahmen, sonst endest du noch mit einem »Darth« vor deinem Namen. Bemühe dich lieber, Kopf und Hand in Einklang zu bringen, um deine Ziele zu erreichen. Die Macht brauchst du nicht, um das Positive zu betonen und deine Träume zu verwirklichen.

»Rebellion entsteht aus Hoffnung.«
Jyn Erso

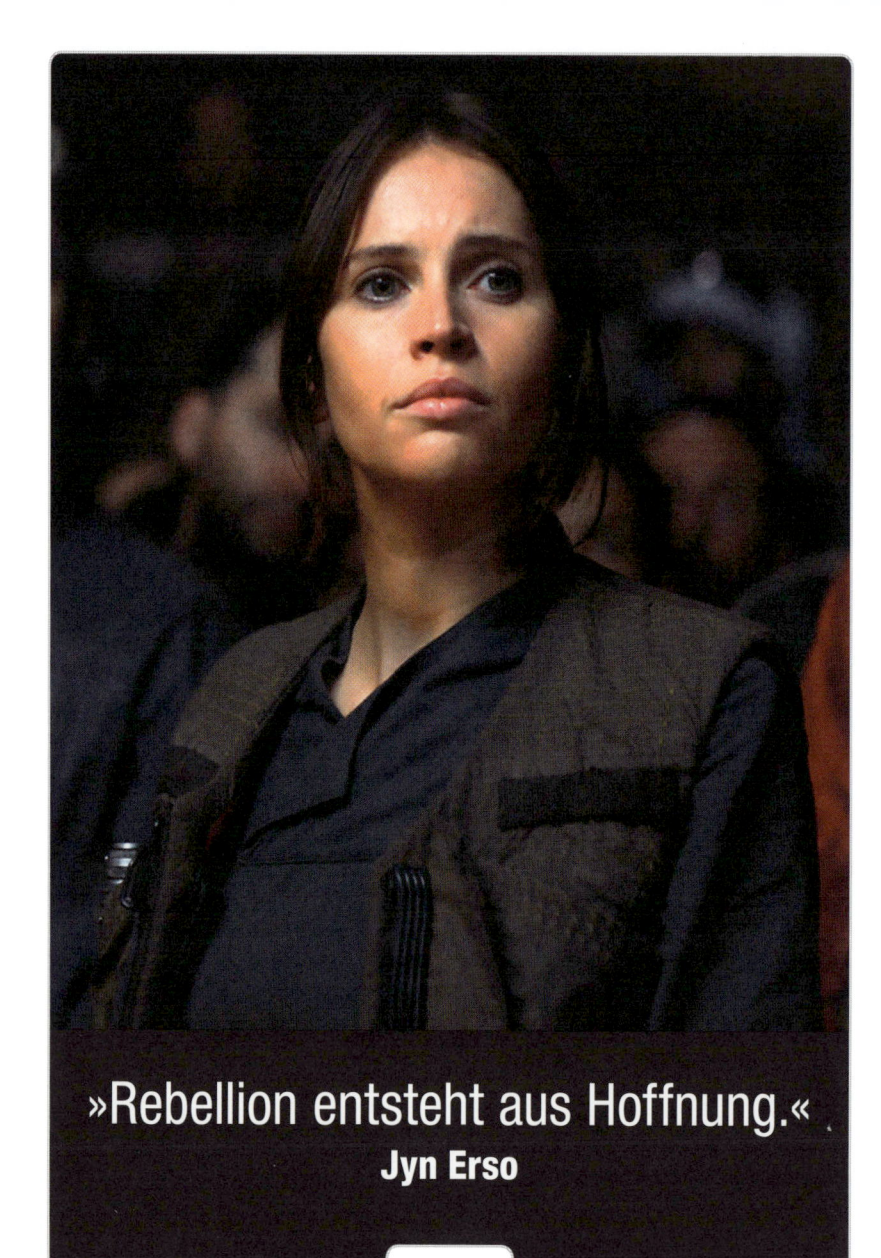

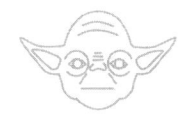

Vertraue darauf, dass du etwas bewegen kannst

Vergiss Protonentorpedos – die mächtigste Waffe gegen das Imperium ist die Hoffnung darauf, dass letztlich alles gut wird. Aber je mehr auf dem Spiel steht, desto schwerer fällt es, an den Sieg des Guten zu glauben – vor allem, wenn du glaubst, die ganze Last alleine tragen zu müssen, weil sich sowohl dein Vater als auch dein Mentor von dir abgewandt haben, um mit Kristallen zu spielen. Doch du hast verlässliche Freunde und damit Hoffnung, die du am besten mit Taten nährst.

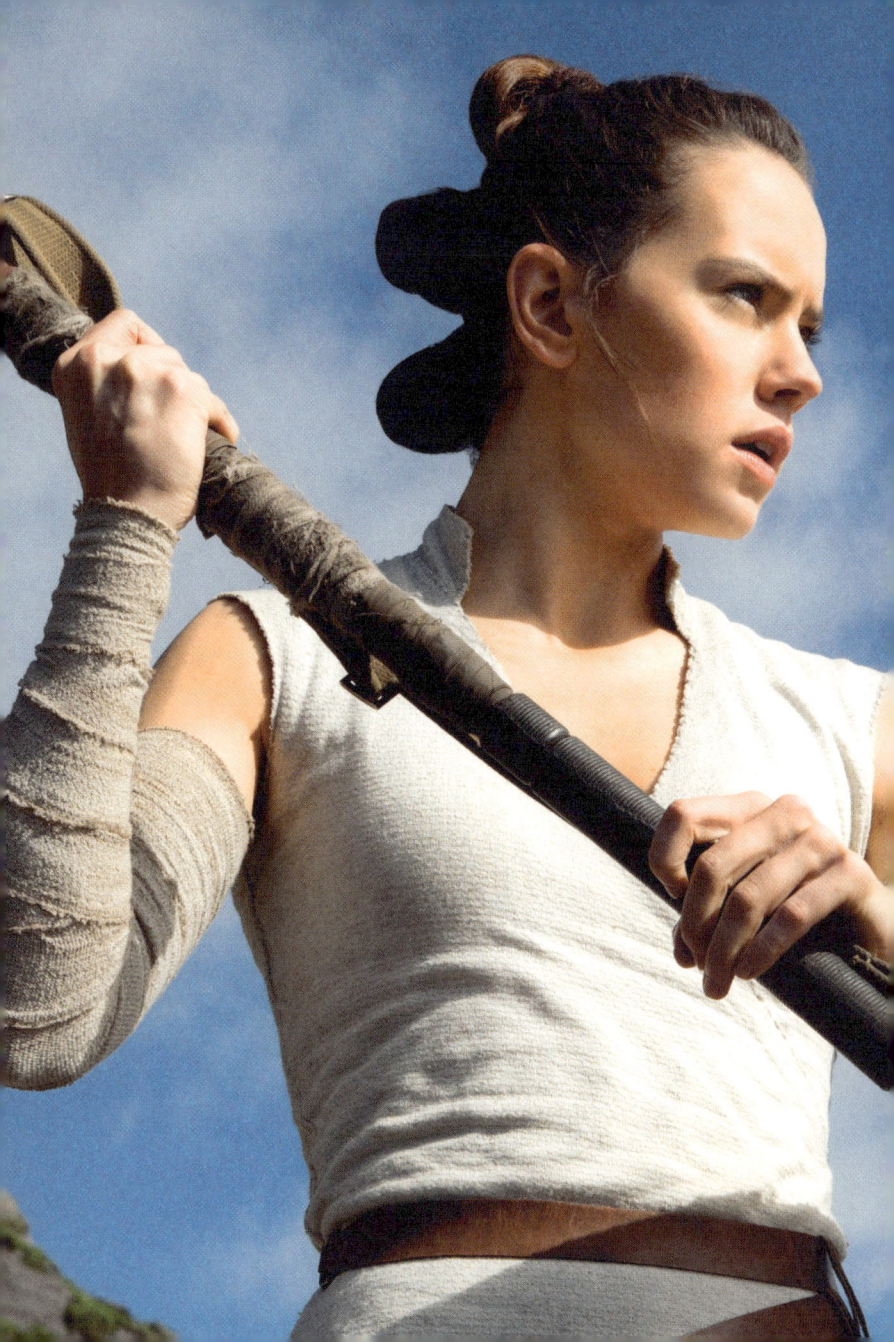

WECKE DEIN POTENZIAL

Es ist wichtig, nicht nur von der Hand in den Mund zu leben wie ein Schrottsammler. Achte darauf, dass du es selbst in der täglichen Routine noch schaffst, deinen Horizont zu erweitern. Pack die Gelegenheit beim Schopf und du lebst nicht nur vor dich hin, sondern du wirst aufblühen.

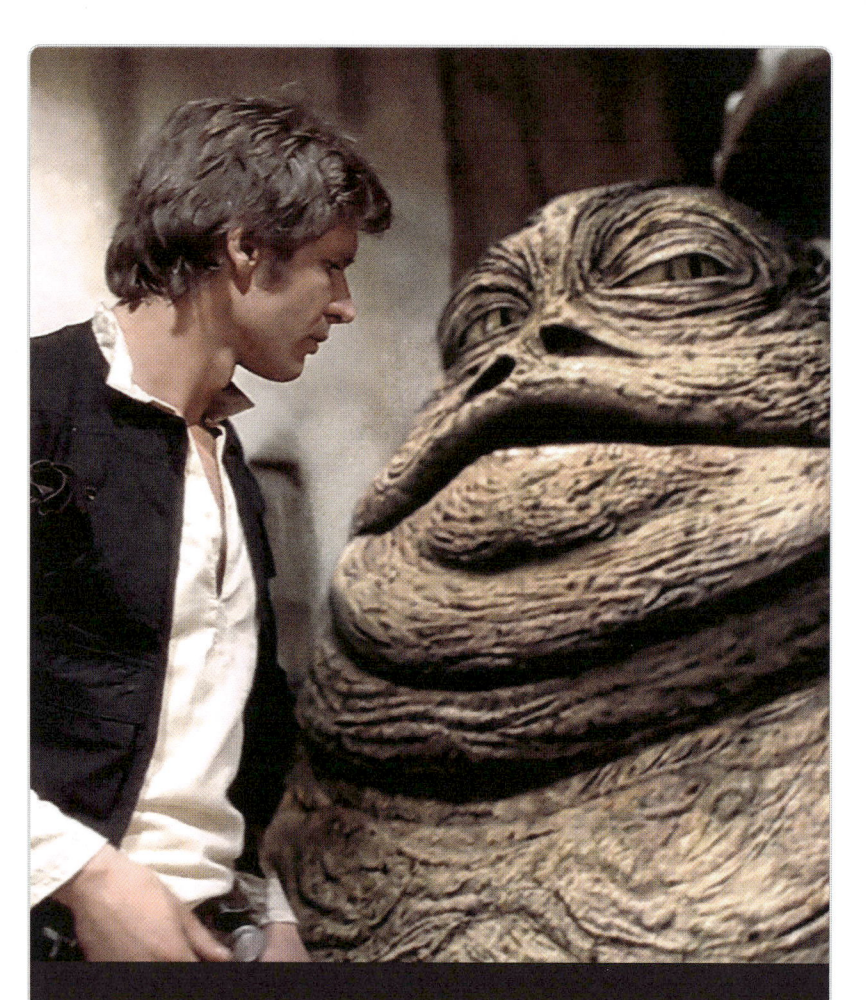

»Du hast doch wohl nicht gedacht, dass ich abhauen würde, oder?«
Han Solo

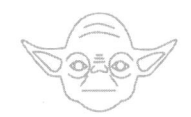

Stelle dich neuen Herausforderungen

Es kann immer etwas Unerwartetes geschehen –
du wirst entlassen, trennst dich oder begegnest
plötzlich einem imperialen Kreuzer, während du eine
Ladung Spice schmuggelst. So etwas kann einem
schon Angst machen, aber wirf nicht einfach deine
Fracht über Bord und suche das Weite – Flucht löst
das Problem so gut wie nie. Spiel lieber weiter, wenn
möglich nach deinen Regeln, dann endest du auch
nicht als Wanddeko für einen Hutt.

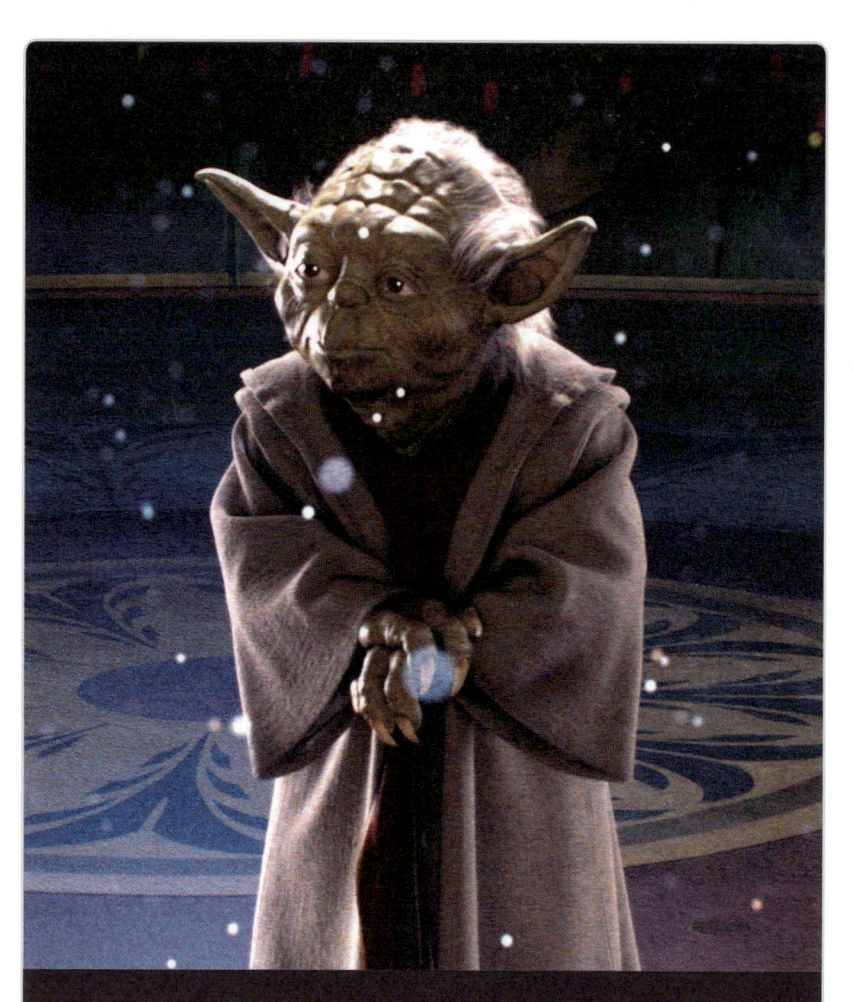

»Wahrlich wunderbar die Seele eines Kindes ist.«
Yoda

Wecke dein Potenzial

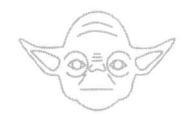

Genieße die Leichtigkeit des Spielens

Wenn deine Pflichten schwer auf dir lasten, verlierst du auch leicht dein Gleichgewicht. Bring Freude in dein Leben! Schau einen lustigen Clip an, bring einem Jedi-Jüngling etwas bei oder lass dich im Rucksack eines Schülers herumtragen. Jedes Kind weiß, dass man beim Spielen Spaß haben, Neues lernen und in Bewegung bleiben kann. Selbst ein Jedi macht mal Witze – unwiderstehlich ist zum Beispiel die Versuchung, einen Droiden zu ärgern, der sich abmüht, seine Lampe von dir zurückzubekommen.

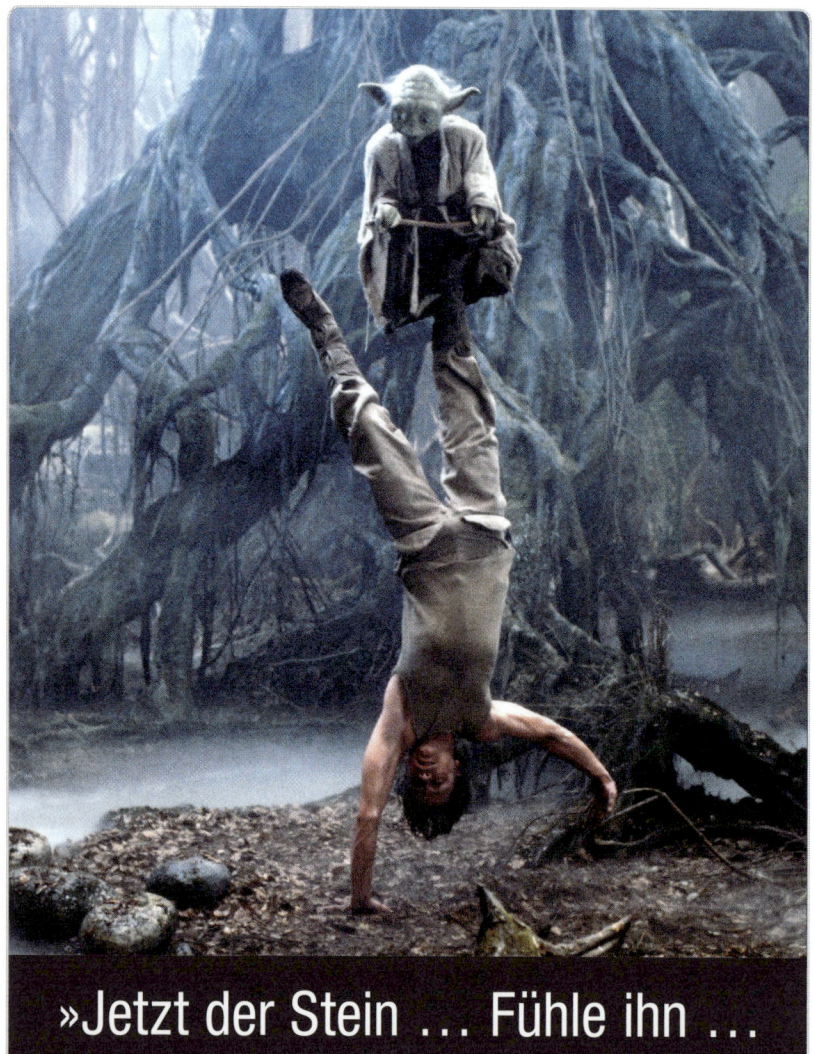

»Jetzt der Stein … Fühle ihn … Konzentrier dich!«
Yoda

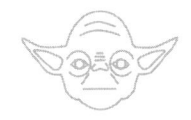

Vernachlässige nicht deinen Körper

Erleuchtete Wesen sind wir, aber trotzdem dürfen wir unsere körperliche Materie nicht vernachlässigen. Workouts im Fitnessstudio oder ein Querfeldeinlauf durch den Sumpf mit deinem Trainer im Huckepack können dir helfen, dich fit zu halten. Geistige Gesundheit hängt mit einem gesunden Körper zusammen! Physische Übungen beleben Körper und Geist – obschon das telepathische Anheben von Steinen, während du einen Handstand machst, genauso schwer ist, wie es sich anhört.

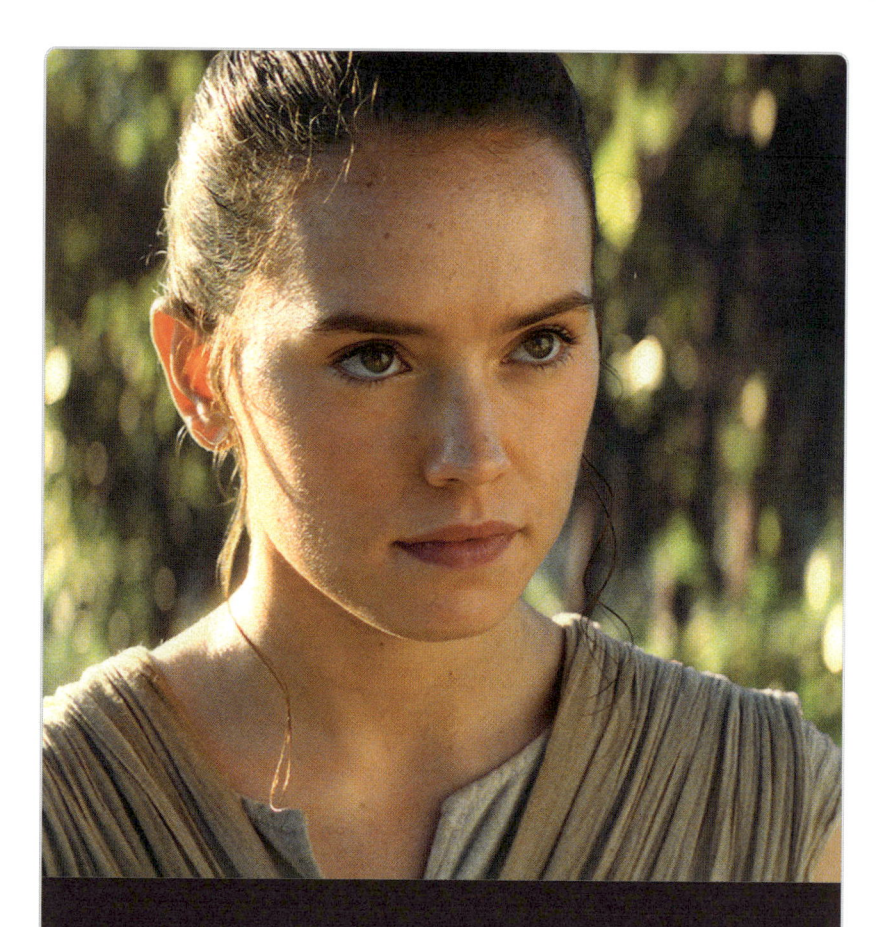

»Ich wusste gar nicht, dass es so viel Grün gibt in der Galaxis.«
Rey

Wecke dein Potenzial

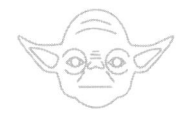

Würdige das Schöne ringsum

Manchmal musst du deinen Zynismus genauso abstellen wie deinen Flitzer. Sogar eine müde Schrottsammlerin kann sich am Sonnenuntergang in der Wüste ihrer öden Heimatwelt erfreuen. Lerne die unerwarteten Freuden zu schätzen, die dir bei einem Spaziergang im Park, einem Museumsbesuch oder der Landung auf einem unfassbar grünen Planeten begegnen können. Ein wenig Schönheit kann den Geist beleben und einen Funken der Fantasie entzünden wie ein Lichtschwert, das plötzlich aufflammt.

»Sieh genauer hin.«
Rose

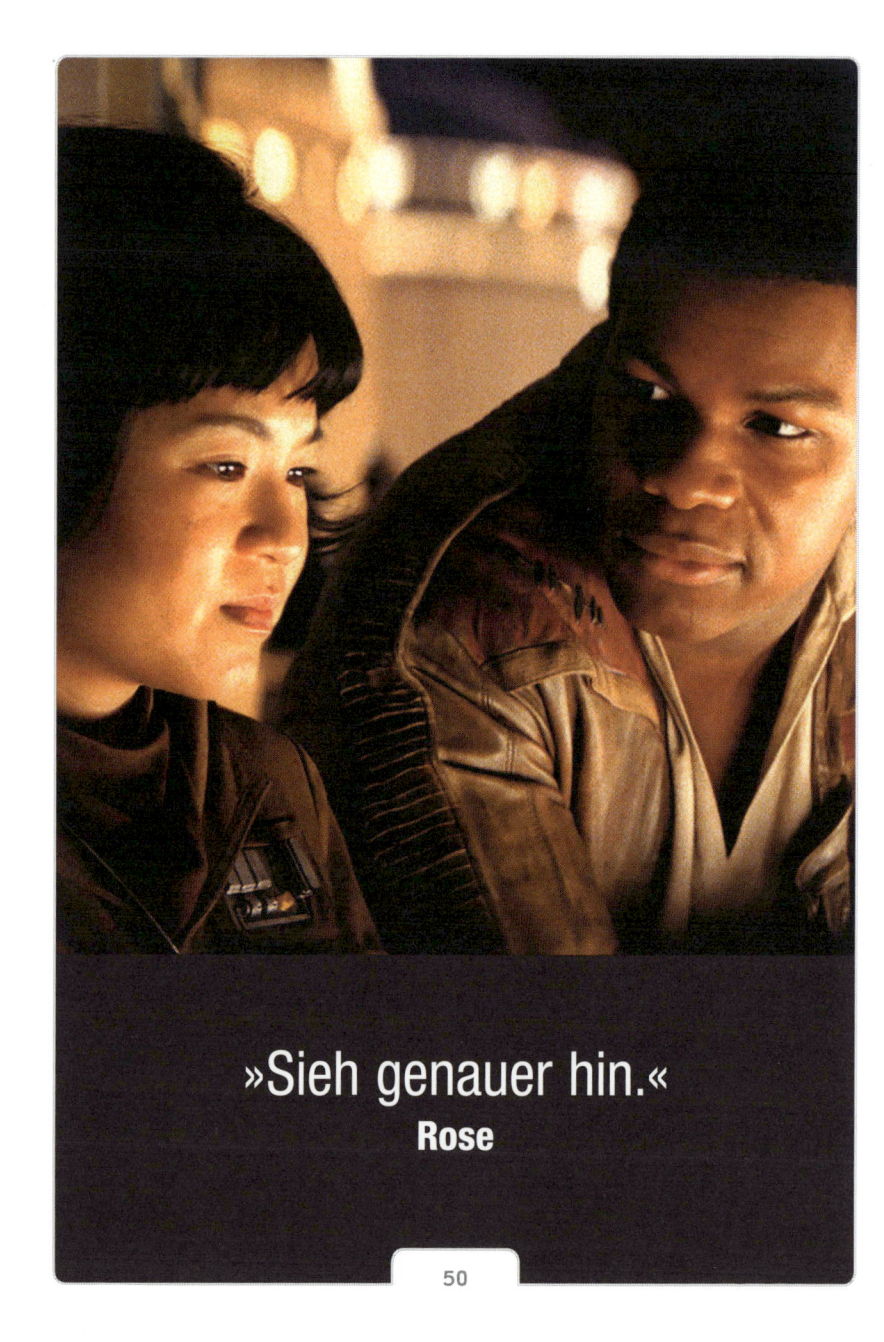

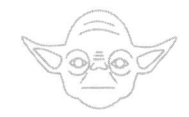

Versetze dich in die Lage anderer

Schau über den Tellerrand und sieh die Dinge mit den Augen eines anderen. Ein wenig Einfühlungsvermögen bringt dich weit, vor allem wenn du eine ungewöhnliche Karriere hinter dir hast. Denn nur, weil du vom Mitglied der Sturmtruppen zum Helden des Widerstands wurdest, weißt du noch lange nicht alles. Von den Stalljungen auf einem glitzernden Casinoplaneten kannst du lernen, dass das Leben kein Spiel ist – und dass sich das Universum nicht nur um dich dreht.

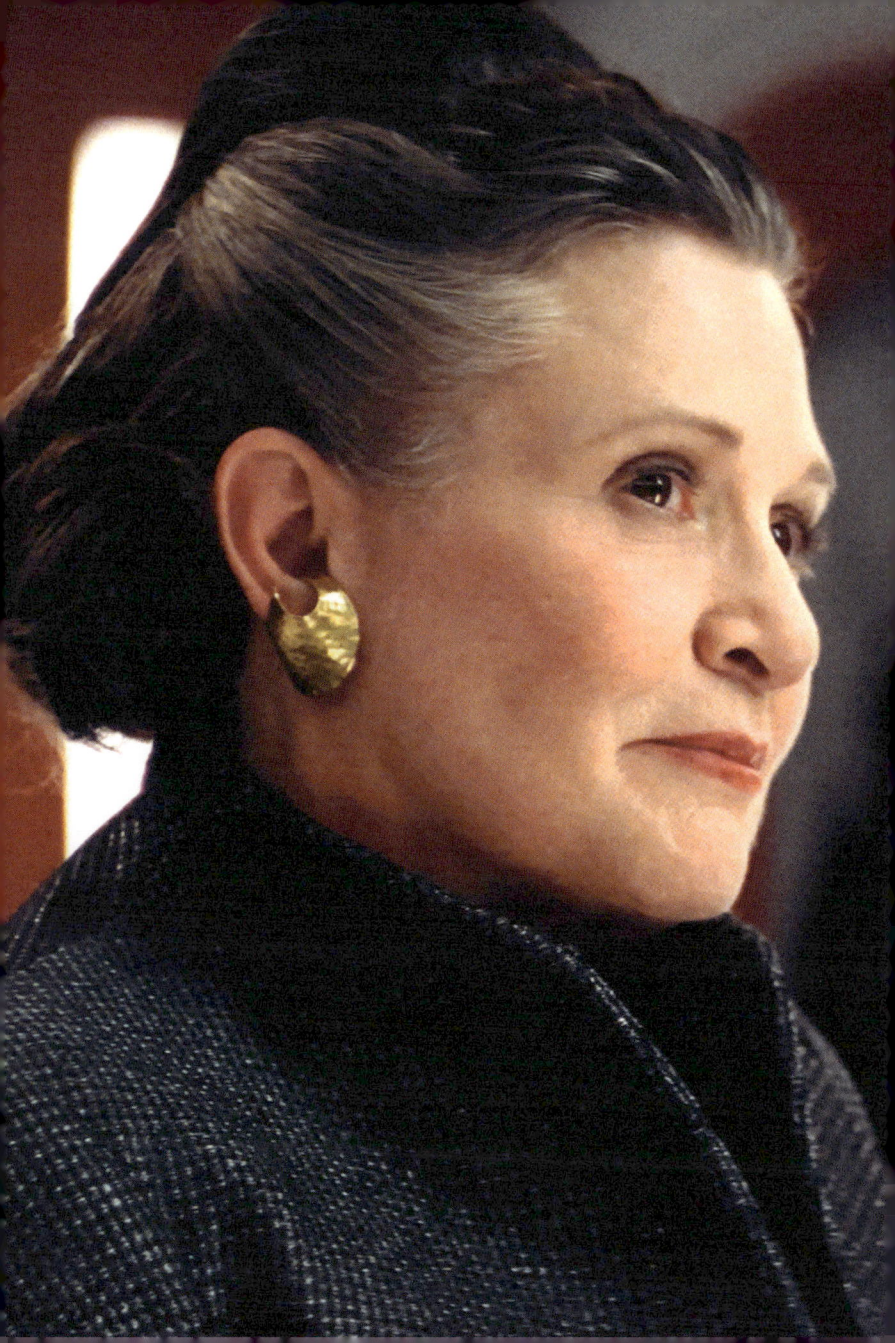

ENTFALTE DEIN KÖNNEN

Stell dir vor, du warnst alle vor der Rückkehr galaktischer Tyrannei und bekommst trotzdem nicht mit, dass jemand aus deinem nahen Umfeld mit der dunklen Seite flirtet. Fehler passieren, doch ein wahrer Meister ist, wer sie sich eingesteht, daraus lernt und dann weitermacht.

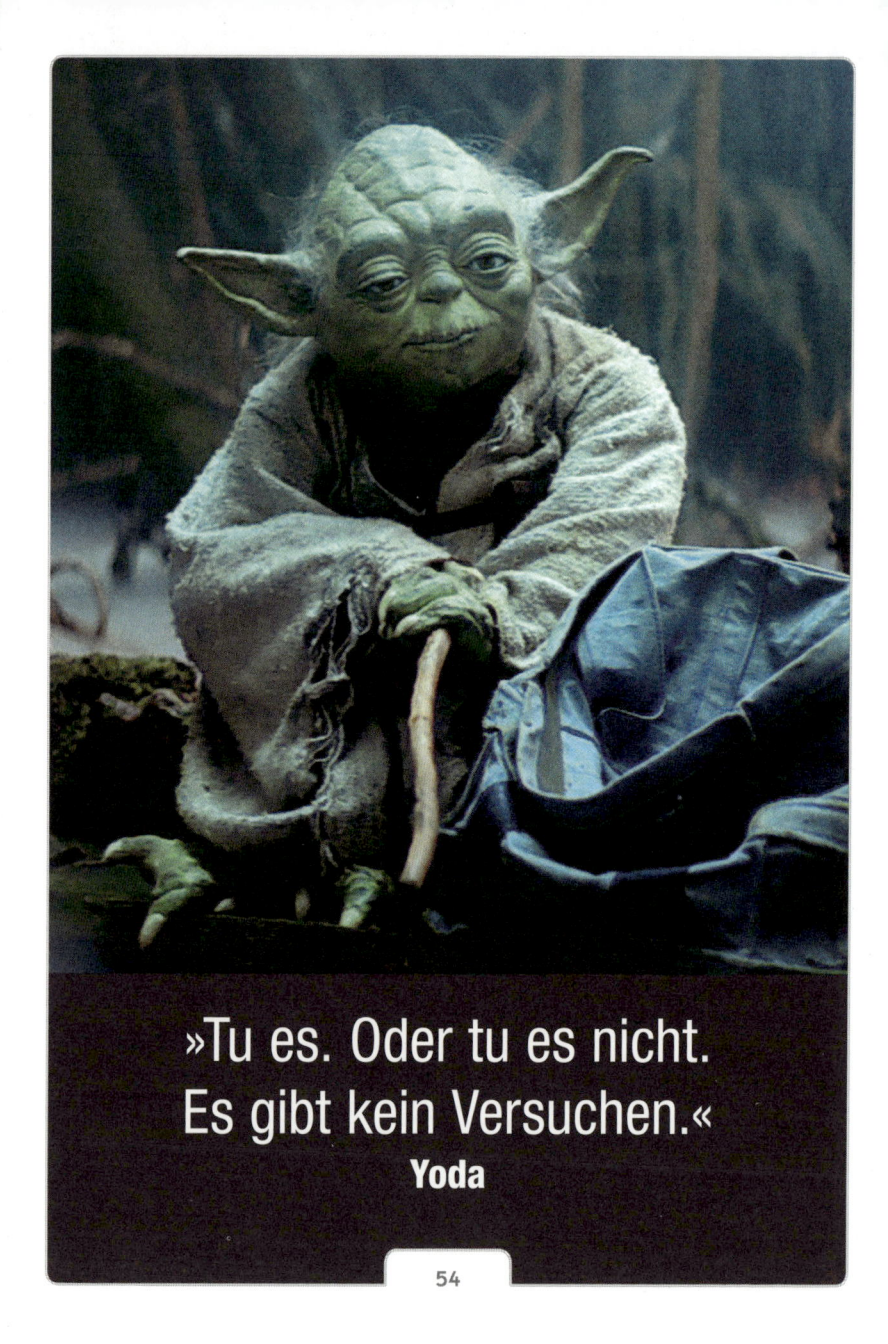

»Tu es. Oder tu es nicht.
Es gibt kein Versuchen.«
Yoda

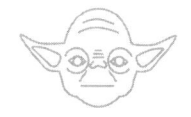

Akzeptiere Veränderungen und das Unbekannte

Niemand weiß, was das Leben bringt. Träume können dich auf deinem Weg leiten, doch zum Leben gehört immer auch Vertrauen in die Zukunft. Verharre nicht in alten Gewohnheiten und in Bewährtem – um etwas zu bewegen, musst du dich vorbehaltlos auf Neues einlassen. Selbst ein erfahrener Jedi-Meister mag zögern, einen neuen Schüler auszubilden, um frühere Fehler nicht zu wiederholen. Doch wie der Glaube Berge versetzt, kannst auch du kraft deiner Gedanken einen X-Flügler aus dem Sumpf heben.

»Niemand geht je wirklich.«
Luke Skywalker

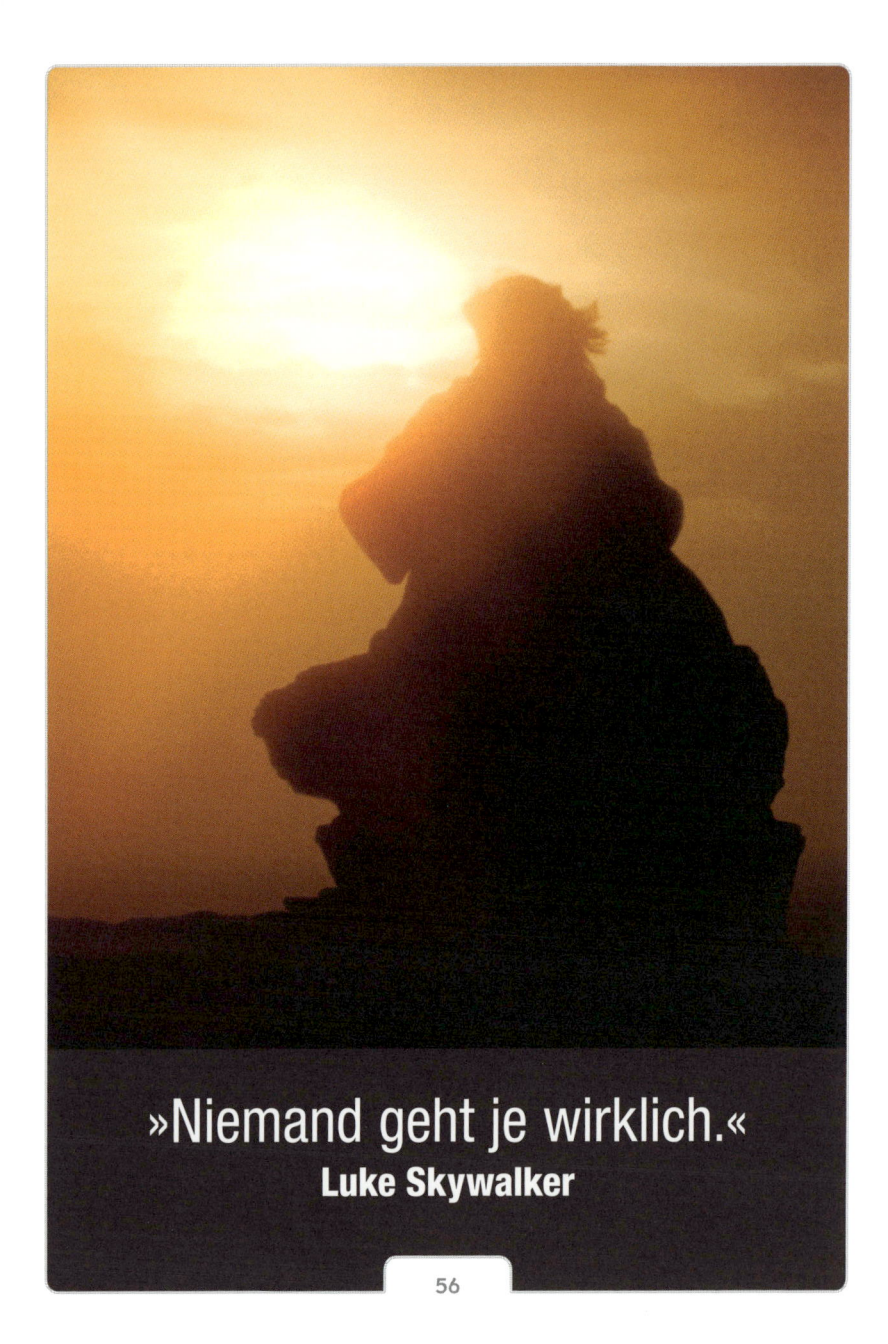

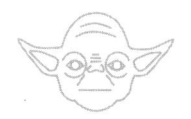

Stell dich deinen Gefühlen

Wir alle erleiden Schicksalsschläge im Leben: Vielleicht hast du einen geliebten Menschen verloren, das Ende einer Beziehung erlebt oder mitansehen müssen, wie dein Padawan deinen Tempel niederbrennt. Wenn ein Jedi-Meister und seine Schwester über ihren Verlust reden können, während die Erste Ordnung ihren Rückzugsort belagert, kannst auch du dir die Zeit nehmen zu trauern. Indem du dich der Trauer stellst, kannst du sie überwinden. Vielleicht ist das Licht am Ende des dunklen Tunnels ja der *Millennium Falke,* der dir zu Hilfe eilt.

»Gib weiter, was du gelernt …«
Yoda

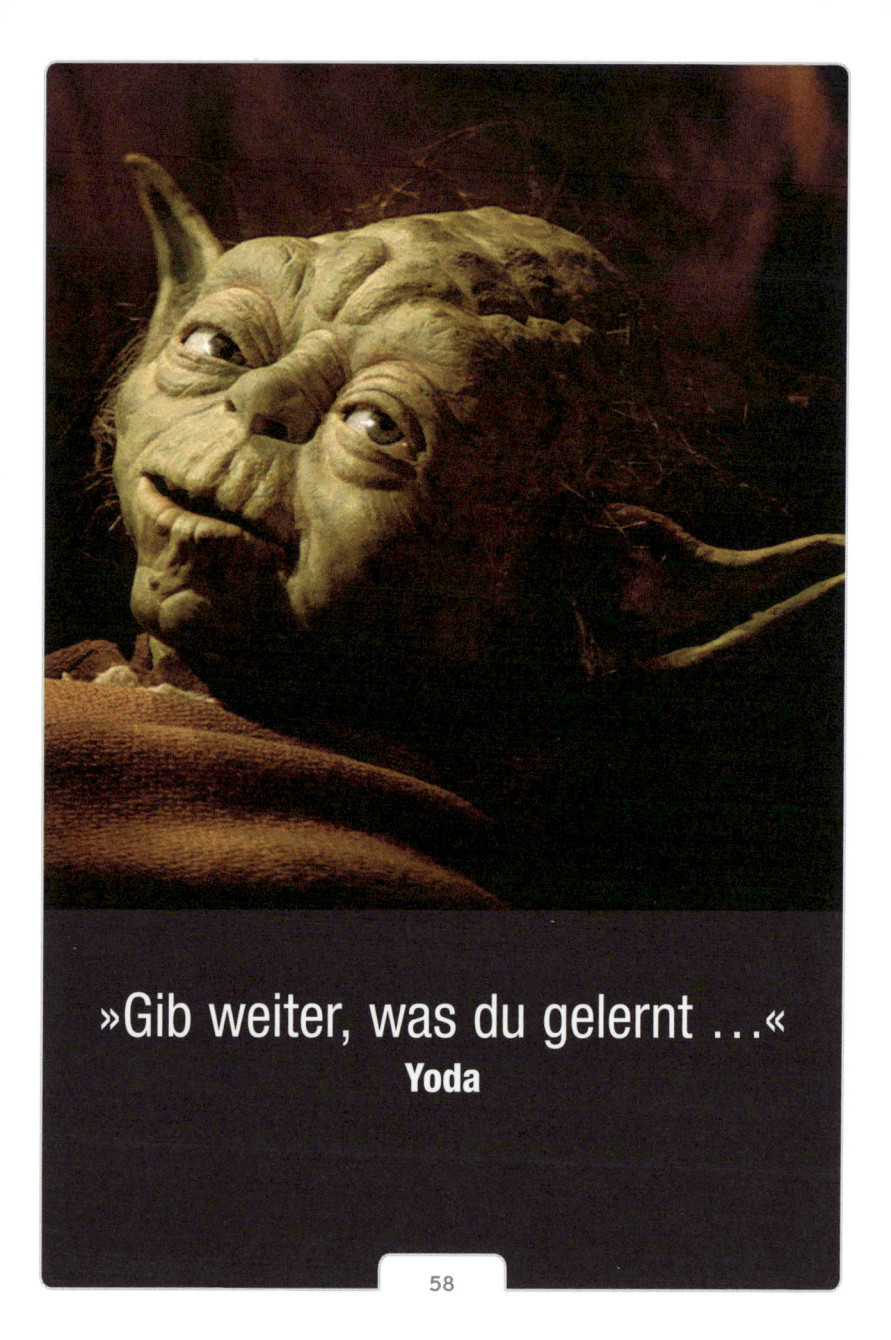

Entfalte dein Können

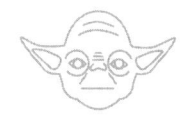

Gib dein Wissen weiter

Was nützt es, ein Meister zu sein, wenn außer dir niemand von deinem Wissen und Können profitiert? Zu den besten Dingen im Leben gehört es, andere auszubilden – ob nun ein eigenes Kind, eine Gruppe von Jünglingen oder sogar einen eigenwilligen Anwärter, der dein Essen verschmäht. Und wer weiß, vielleicht lernst du sogar noch selbst dazu, wenn du einen anderen unterrichtest.

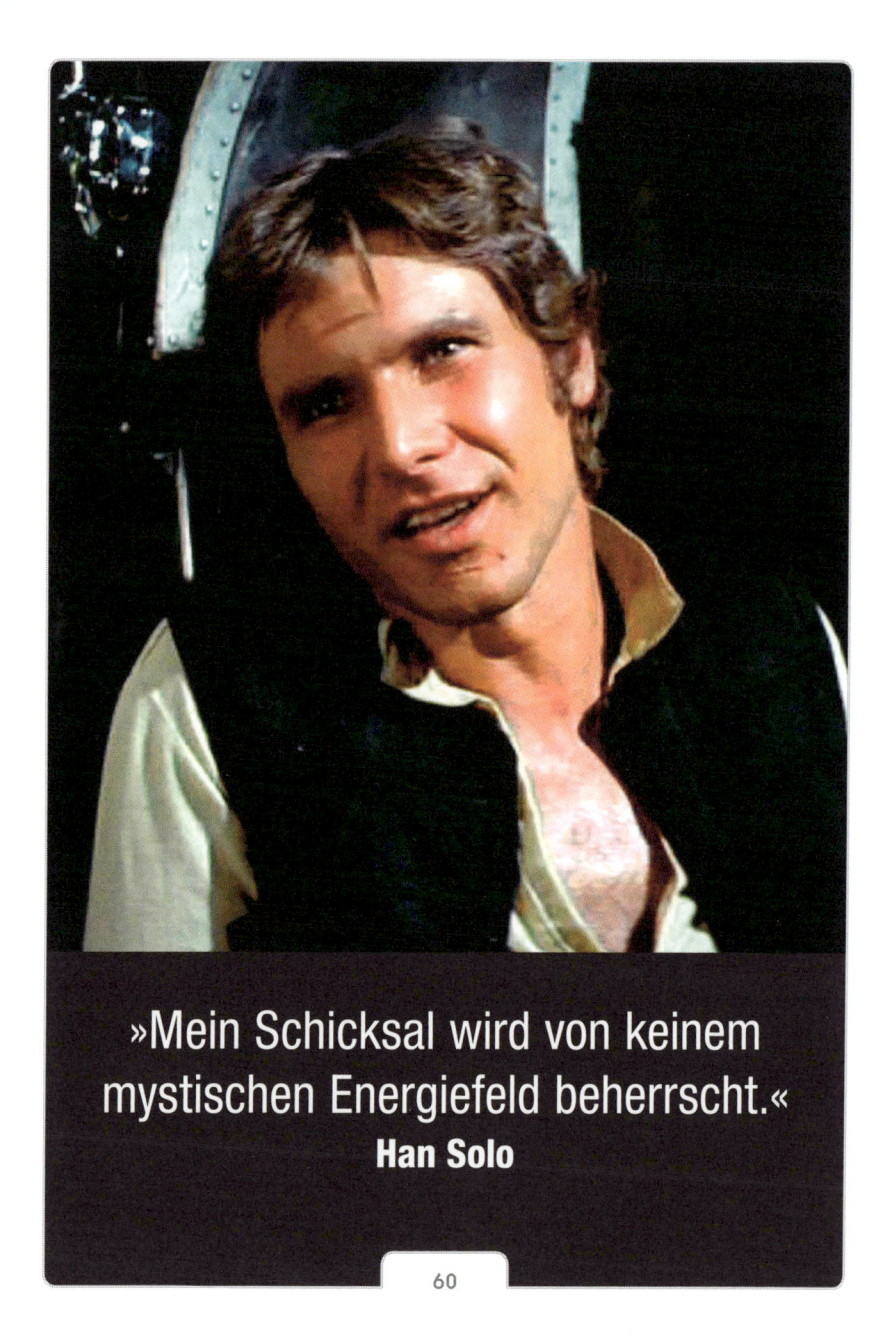

»Mein Schicksal wird von keinem mystischen Energiefeld beherrscht.«
Han Solo

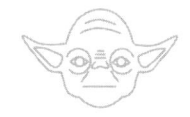

Lass dich nicht fremdbestimmen

Selbst über sein Leben zu bestimmen, bedeutet, alles loszuwerden, das einen beherrschen könnte. Du wirst von einem Hutt gejagt? Nimm für ein paar Credits Passagiere an Bord, vielleicht kommt mit Ihnen die Chance, dich neu zu erfinden! Doch um wahrhaft frei zu sein, musst du dich auch davon lösen, immer die Kontrolle haben zu wollen – das bindet dich enger als Karbonit. Hat erst mal nichts mehr Macht über dich, bist du dein eigener Herr. Aber sei gewahr – das Schicksal könnte andere Pläne mit dir haben.

> »Der größte Lehrer
> Versagen ist.«
> **Yoda**

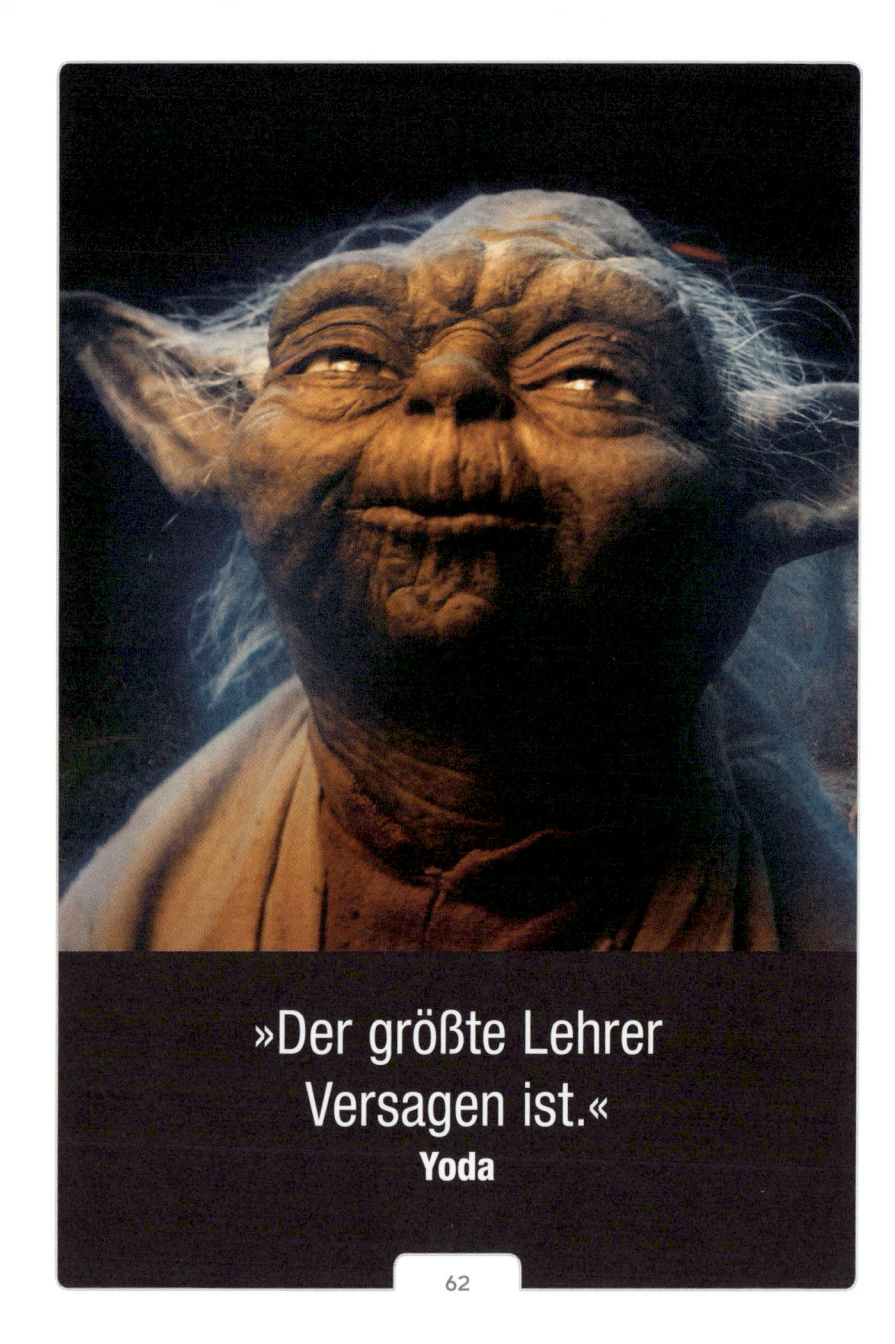

Entfalte dein Können

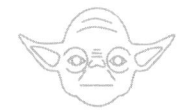

Hab keine Angst zu versagen

Du ziehst dich völlig zurück und vertreibst dir die Zeit mit Spaziergängen, Speerfischen und dem Melken seltsamer Meereswesen? Hab nicht so viel Angst, Fehler zu machen! Wie kannst du ein idyllisches Inselleben genießen, wenn alle, die dir je etwas bedeutet haben, in Gefahr schweben? Sobald du das weißt, ist Handeln wichtiger als Nachdenken. Ob du erfolgreich bist oder scheiterst, ist einerlei. Nur grüble nicht, sondern tu etwas – das ist die Pflicht eines Meisters.

Der DK Verlag dankt Sammy Holland, Michael Siglain, Troy Alders, Leland Chee, Matt Martin, Pablo Hidalgo und Nicole LaCoursiere von Lucasfilm, Julia Vargas von Disney Publishing, Emma Grange für ihre redaktionelle Unterstützung, Chris Gould für die Hilfe bei der Gestaltung und Julia March fürs Korrekturlesen.

Lektorat Cefn Ridout, Beth Davies, Sadie Smith, Julie Ferris, Simon Beecroft
Gestaltung und Bildredaktion Clive Savage, Vicky Short, Lisa Lanzarini
Herstellung Siu Yin Chan, Zara Markland

Für die deutsche Ausgabe:
Programmleitung Monika Schlitzer
Projektbetreuung Christian Noß
Herstellungsleitung Dorothee Whittaker
Herstellung und Herstellungskoordination Inga Reinke

Titel der englischen Originalausgabe:
Star Wars™ Be More Yoda

© Dorling Kindersley Limited, London, 2018
Ein Unternehmen der Penguin Random House Group
Alle Rechte vorbehalten

© & TM 2021 LUCASFILM LTD.

© der deutschsprachigen Ausgabe by
Dorling Kindersley Verlag GmbH, München, 2019
Alle deutschsprachigen Rechte vorbehalten
3. Auflage, 2021

Jegliche – auch auszugsweise – Verwertung, Wiedergabe, Vervielfältigung
oder Speicherung, ob elektronisch, mechanisch, durch Fotokopie oder Aufzeichnung,
bedarf der vorherigen schriftlichen Genehmigung durch den Verlag.

Übersetzung Marc Winter
Lektorat Elisabeth Schnurrer

ISBN 978-3-8310-3656-1

Druck und Bindung TBB, a.s., Slowakei

MIX
Aus verantwortungsvollen Quellen
FSC® C022120

www.dk-verlag.de
www.starwars.com

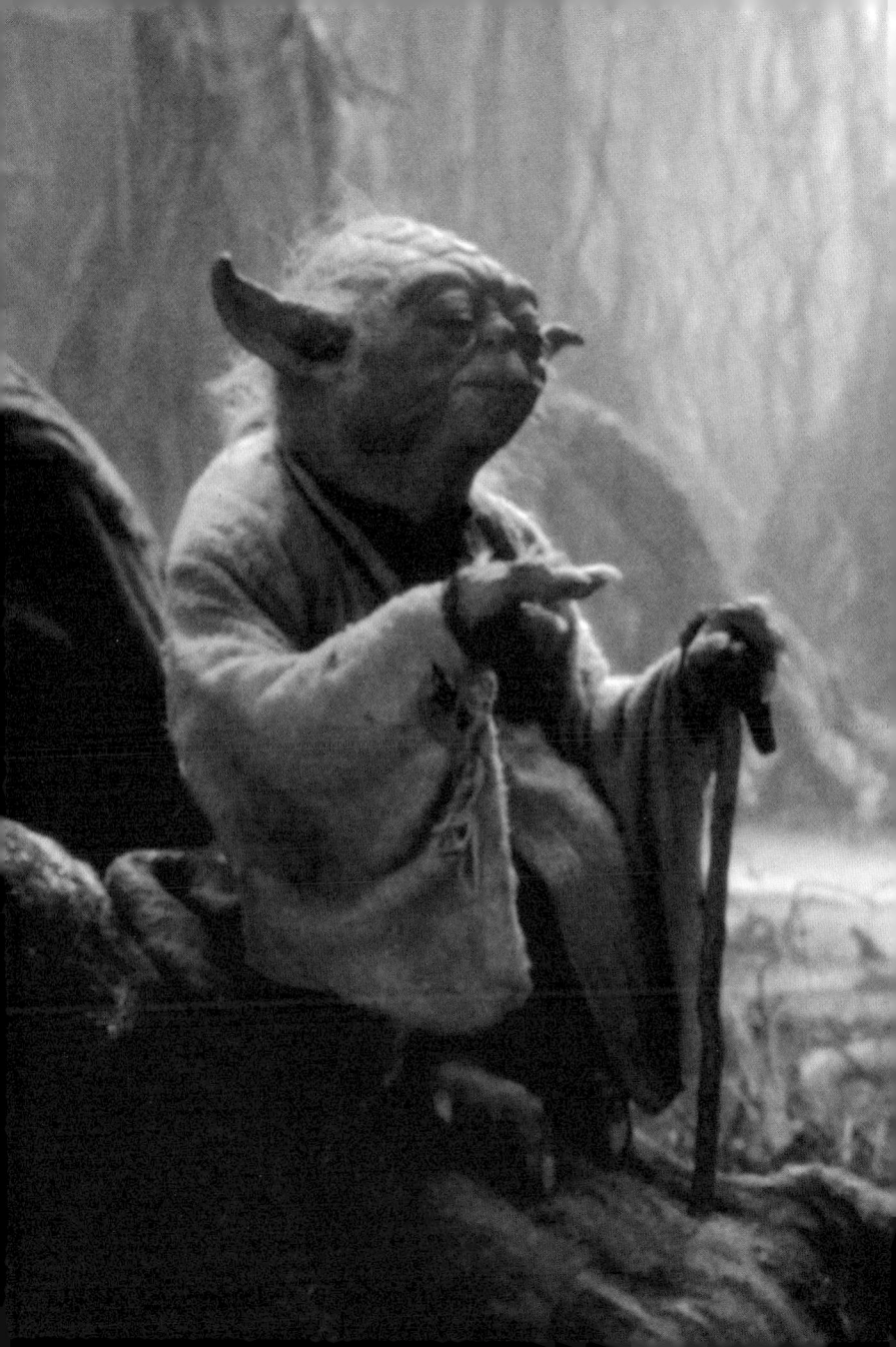

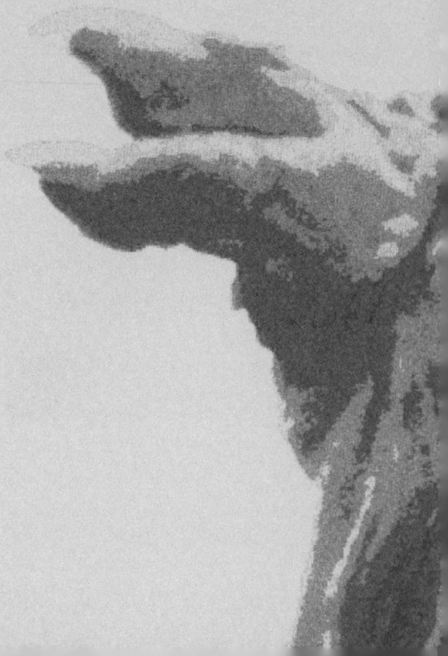